LA MENTE SOBRE EL TINNITUS:

cómo habituarse al tinnitus y tener una vida feliz y productiva

Edvaldo de Oliveira Leme

 Editorial y Publicación:: JV Publicações (@jvpublicacoes) 1. ed. - 2025

Portada: Rogerio Cintra
Ilustración de portada: Denise A Gilbert
Diseño: Lúcio Dourado
Reseña: Edvaldo de Oliveira Leme
Editorial: Jorge Hilton

L551l Leme, Edvaldo
La Mente sobre el tinnitus: cómo habituarse al tinnitus y tener un vida feliz y productiva. 1. ed. Edvaldo Leme. Lauro de Freitas, 2025. 126 p. 13,97x21,59.

ISBN: 978-65-89972-77-8

1. Acúfenos. 2. Habituación. 3. TCC. 4. ACTUAR. 5. Tinnitus. 6. Hiperacusia

CDD: 610

EDVALDO DE OLIVEIRA LEME
Correo electrónico: lemernc@yahoo.com

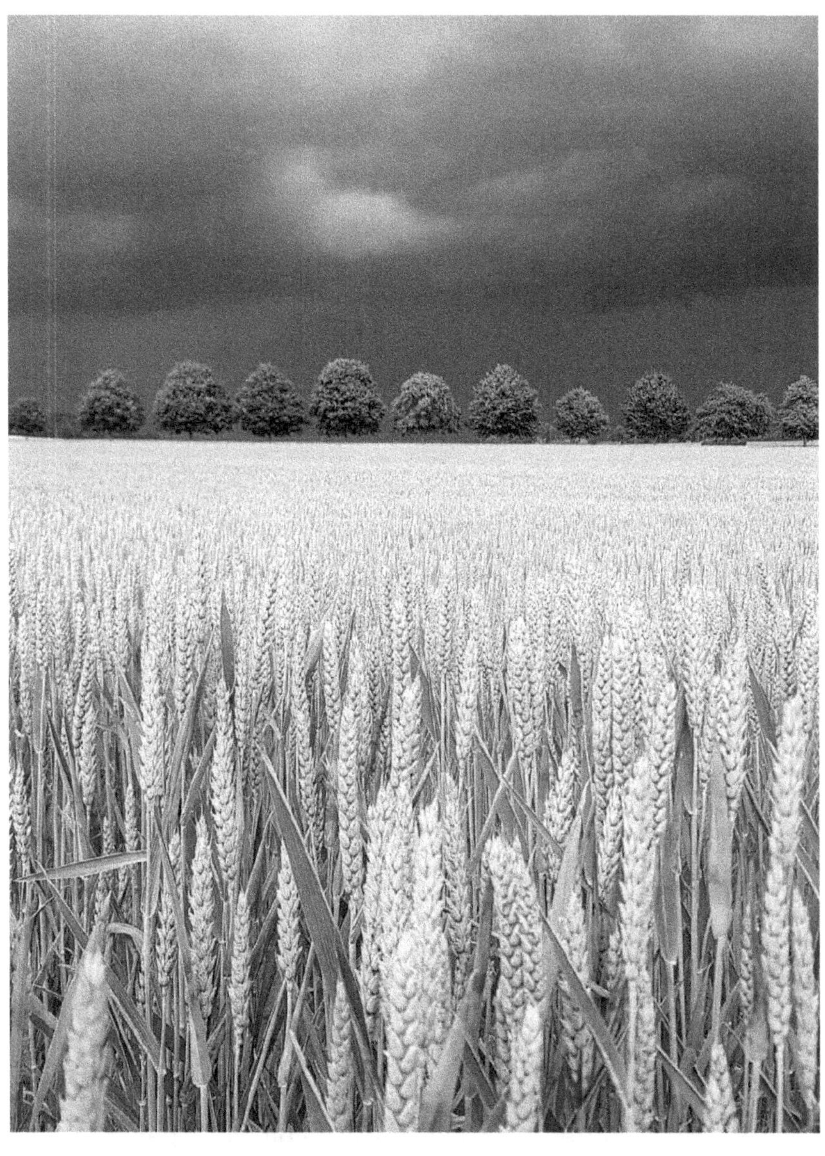

La Imagen de la Portada: Un Símbolo de Esperanza y Superación

Tal vez te preguntes qué tiene que ver una imagen de un campo de trigo vibrante y lleno de vida bajo un cielo tormentoso con nubes oscuras y amenazadoras con el tinnitus. Para mí, la respuesta es: todo.

Desde los primeros días en que comencé a elaborar los borradores del protocolo de habituación al tinnitus, esta imagen ha estado presente en mis pensamientos y registros. Me ha acompañado a lo largo del camino y la he compartido con frecuencia en publicaciones del grupo de apoyo para personas que conviven con el tinnitus. Su belleza y simbolismo siempre han resonado profundamente en mí.

Esta imagen representa, de manera poderosa, el viaje de quienes enfrentan el tinnitus y buscan transformar sus vidas a través de la dedicación al protocolo de habituación. El campo de trigo, con su vitalidad, energía y promesas de un futuro abundante, simboliza la vida renovada que es posible alcanzar. Incluso bajo la constante amenaza de una tormenta –una metáfora del tinnitus–, el trigo resiste, crece y prospera.

De la misma manera, el camino de quienes viven con el tinnitus no está libre de desafíos. Sin embargo, al comprometerse con el proceso de habituación, estas personas redescubren una existencia llena de esperanza, simbolizada por la exuberancia del trigo dorado. Aprenden que, incluso con la tormenta en el horizonte, es posible cultivar una vida plena y significativa.

Con inmenso cariño y una profunda conexión con este mensaje, elegí esta imagen tan impactante para ilustrar la portada de la edición en español de nuestro protocolo de habituación al tinnitus. Habla de nuestro viaje, de nuestra resiliencia y de la relación transformadora que podemos construir con el tinnitus.

Al igual que el campo de trigo florece a pesar del cielo tormentoso, también nosotros podemos florecer, encontrar paz y llenar nuestras vidas de significado, incluso frente a los desafíos.

Con esperanza y afecto,

Edvaldo de Oliveira Leme -Psicólogo Clínico

Testimonio de la traductora

Cuando experimente por primera vez el zumbido del tinnitus hace ya 6 años, fue realmente impactante para mi. Nunca había oído de esta condición, me sentí muy asustada y no entendía lo que me sucedía. Comenzó mi odisea primero en dr. Google, con toda suerte de historias y diagnósticos que me dejaron más asustada aún, visitas a médicos, pruebas de audiometría, experimentos con suplementos que supuestamente me ayudarían, horas navegando en internet buscando soluciones, comprando libros, terapias de rehabilitación, sonidos para poder dormir, tapones para mi excesiva sensibilidad a ruidos y el temor a que estos pudieran aumentar mi zumbido, todo sin mayor éxito. El zumbido seguía ahí las 24 horas y sentía que no tenía calidad de vida. Hasta que un dia apareció el libro de Ed mientras navegaba comprando libros en Amazon y el nombre me causó curiosidad, atrajo mi atención. Comencé a leer sobre su Protocolo y decidí comprarlo, algo me dijo esto es diferente, pruébalo. Desde el comienzo el libro me atrapó, no había falsas promesas de curas milagrosas, mostraba un protocolo a seguir para habituarte al tinnitus, no para eliminarlo, bajarle el tono, no, para habituarte a él y poder llevar una vida productiva y plena sin importar su volumen, sonido, características. Empecé a practicar el Protocolo y aunque no fue inmediato noté algunos cambios en mi actitud. Dejó de ser mi enemigo y comencé un proceso de amistarme con mi acompañante.

El camino es diferente para cada uno, pero si eres constante en la práctica, no te rindes, irás viendo cambios asombrosos. Ya no le temo a mi compañero, a veces me molesta un poco, se pone travieso digo yo, pero nuestra relación cambió y sé que no hay vuelta atrás. Gracias Ed por darnos este método único, y por darme la oportunidad de participar en la corrección de la traducción del libro al español, espero que pueda llegar a mucho más personas y que pueda cambiar sus vidas como me la está cambiando a mi.

Carmen Aspillaga

Resumen

Prefacio I

Escribir el prefacio de un libro no es una tarea fácil. Más aún cuando se trata de un tema que involucra la salud pública: el Tinnitus. Se describe en la literatura como la percepción del sonido en ausencia de cualquier fuente sonora, que se evalúa de forma rutinaria mediante cuestionarios. La naturaleza subjetiva de estas herramientas dificulta evaluar objetivamente la presencia, la gravedad y los efectos del tratamiento del tinnitus (Cardon y colegas, 2020).

Este protocolo, desarrollado y escrito por Ed Leme, aporta nuevas perspectivas y nuevos caminos en el tratamiento del Tinnitus. Miles de personas ya han tenido éxito usándolo. Su planteamiento puede parecer sencillo, pero está rodeado de investigación y conocimientos adquiridos a lo largo de esta época de estudios.

Es una guía sencilla y práctica en la que el lector cuenta con el apoyo del autor a través de las redes sociales.

Estoy convencido de que la ayuda para el tinnitus se conseguirá utilizando este protocolo.

Luiz Fernando Pereira
Doctorado en Bioenergética Catedrático de Fisiología
Pontificia Universidad Católica de Paraná- Brasil

Prefacio II

En algún momento de la vida nosotros, los seres humanos, nos encontramos con situaciones muy desafiantes para las que no estábamos preparados. Cuando esto sucede, es natural que sintamos diferentes tipos de emociones, como ansiedad y miedo. Este es particularmente el caso cuando se produce tinnitus. El sonido continuo e inesperado nos roba la atención y genera estrés constante. En este punto, buscar ayuda se convierte en una necesidad. Sin citar estadísticas, la aparición de tinnitus es mucho más común de lo que uno podría pensar y tiene literalmente cientos de causas posibles. Por tanto, la relevancia del tema es incuestionable. Este libro presenta una manera segura y práctica de llevar a cabo el proceso de habituación. Su contenido tiene bases seguras en psicología cognitiva, neurociencia, psicología positiva y conductual.

Atestiguado en la práctica, ha producido innumerables historias de éxito, incluida la mía. Cuando me afectó el tinnitus, encontré en su contenido un bote salvavidas arrojado al mar para rescatar a un náufrago. Invito al lector a profundizar en su contenido, seguir su guión y alcanzar el éxito en el camino hacia la habituación al tinnitus.

Carlos Fernando Bella Cruz
Maestría en Computación de la UNICAMP
Moderador del grupo de habituación al tinnitus

Presentación

¡Haz espacio para lo que te hace más fuerte! Eso es exactamente lo que puede hacer este libro de Ed Leme. Si acabas de notar el tinnitus por primera vez o has estado preocupado por él durante años, has encontrado un recurso muy valioso. El Protocolo de Habituación del Tinnitus te proporciona un camino hacia el bienestar que tiene resultados muy positivos. La cuidadosa investigación y el plan proporcionado en este libro ya han ayudado a muchas personas con distintos niveles de tinnitus, incluido yo. Estaba sufriendo el desafío del tinnitus constante.

Busqué respuestas en línea, pero solo encontré productos que no funcionaban, afirmaciones falsas y muchas quejas.

Afortunadamente, Edvaldo encontró algunas de mis publicaciones y me invitó a unirme a su grupo de tinnitus en línea. Su sitio web fue un soplo de aire fresco desde el principio. Su cuidadosa investigación, su enfoque positivo y sus instrucciones de protocolo paso a paso tenían sentido. Comencé a seguir el protocolo como lo hago hasta el día de hoy y he tenido un alivio maravilloso. Al leer este libro y aplicar las técnicas cuidadosamente descritas, tú también podrás habituarte a él y sentirte bien. Los resultados son maravillosos, sí, ¡un soplo de aire fresco! Recomiendo este libro importante y útil a cualquier persona con tinnitus. El plan de Ed y su perspectiva siempre positiva son encomiables.

El alivio que buscas está aquí.

Denise A Gilbert
Profesora de Reiki -Estados Unidos

INTRODUCCIÓN

Siguiendo las normas y enseñanzas de este Protocolo, podrás alcanzar un estado de habituación al tinnitus, y dejar de sufrirlo. Por lo tanto, debes leer atentamente este manual, seguir las reglas y, en caso de necesitar ayuda o aclarar alguna duda, consultar la línea de tiempo del Grupo de Habituación en Facebook, llamado Tinnitus Habituation Protocol de Ed Leme (o el grupo brasileño, *Habituando-se ao zumbido com Ed Leme*).

Mi nombre es Edvaldo de Oliveira Leme, soy psicólogo clínico y vivo con tinnitus desde hace más de 16 años. Una de mis misiones existenciales es ayudar a las personas a acostumbrarse al tinnitus. Al incluirte en mi lista de personas que siguen estrictamente el Protocolo, tienes grandes posibilidades de cambiar tu vida positivamente. Al mismo tiempo, te sentirás motivado a ayudar a otros a hacer lo mismo. Te gustaría ayudar?

Inicialmente, este Protocolo te ayudará a enseñarle a tu cerebro que el tinnitus no es una amenaza (desensibilización); lo llamamos **habituación de reacción**. A continuación, le enseñará a tu cerebro a poner el tinnitus en un segundo plano minimizando su presencia; a esto lo llamamos **habituación de percepción**. La combinación de ambos te pondrá en un grado específico de habituación combinada al tinnitus, recordando que cada persona es un individuo y el grado de éxito dependerá de algunas variables, como el grado de dedicación al Protocolo, frecuencia del Protocolo, implementación, perseverancia, co-morbilidades, etc. Este trabajo no pretende agotar los conocimientos sobre este tema, sino acercarse a la persona directamente, de manera objetiva, porque sabemos que nuestra atención y tolerancia hacia los textos largos es limitada.

Entonces, vamos a por ello!

¡IMPORTANTE!

Este documento puede parecer demasiado directo y autoritario para algunas personas; sin embargo, asegúrate de que este enfoque directo sea parte de mi estrategia para enseñarte cómo tomar el control de tu situación. Este Protocolo está diseñado para despertar en ti el increíble poder de transformación que ya posees y que puede estar latente. Quiero que seas responsable de tu transformación y control de tu situación, cambiando todo para mejor, como lo he hecho yo en mi experiencia con el tinnitus, y como también lo han estado haciendo miles de personas.

Este trabajo se divide en diecinueve partes, cada una tan importante como las demás. Léelo con mucha atención, porque todo lo que te voy a enseñar es sumamente importante para tu habituación. La lectura misma de este documento es parte del proceso de habituación, así que espero que lo leas muchas, muchas veces: ¡cuanto más leas, mejor será! Empieza por leer los testimonios de éxito como estímulo para trabajar como un luchador hacia la habituación.

Justo a continuación, hablaré sobre las etapas de afrontamiento que experimentan en gran medida las personas. Fíjate si tiene que ver con tu experiencia e intenta, después de esta lectura, determinar en qué etapa te encuentras.

Etapas para afrontar el tinnitus subjetivo

Estas etapas que se describen a continuación fueron elaboradas a partir de mi experiencia con tinnitus durante más de 16 años. Es el resultado de la observación y lectura de miles de testimonios de personas que han vivido con tinnitus y demostraron tener la misma experiencia a la hora de afrontar su tinnitus y sus etapas.

Cuando estaba en el segundo año de psicología clínica, Tuve la oportunidad de estudiar la obra de Elizabeth Kübler-Ross que se refiere a las etapas del duelo, o las 5 etapas que un individuo puede experimentar durante su intento de afrontar o llorar ante la inminente amenaza de muerte de un ser querido o de uno mismo.

Observé que el duelo no sólo ocurre con la amenaza de muerte de un ser querido o de uno mismo, sino que también puede ocurrir cuando el sujeto enfrenta cualquier tipo de pérdida o amenaza de pérdida de alguien o algo en su vida que tiene importancia sentimental para él. Así, el individuo puede desarrollar un sentimiento de duelo ante la pérdida de una relación, de un bien, de un objeto, de una capacidad intelectual o física, de la salud, etc. He descubierto que cualquier tipo de pérdida puede iniciar en el sujeto un sentimiento de duelo. proceso de duelo.

Enfrentarse a una nueva condición, inicialmente incomprensible y aterradora como puede ser el tinnitus, pone a la persona en un estado de duelo por la posibilidad de perder el silencio, la posibilidad de tener que sufrir de tinnitus y otros sentimientos de pérdida. Este duelo relacionado con el tinnitus hace que la persona atraviese etapas de adaptación que son bien conocidas en sus características y acordes con las etapas del duelo de Elizabeth Kübler-Ross, pero con una identidad propia, específicamente relacionada con los efectos emocionales del tinnitus.

Este ordenamiento y categorización son de naturaleza empírica y pueden variar entre diferentes individuos, pero demostraron ser una realidad para miles de personas que viven con tinnitus.

Vale la pena saber que algunas personas no evolucionan por las etapas de la misma manera, pudiendo permanecer en una de las etapas indefinidamente, o saltarse etapas según su experiencia individual, siendo el protocolo de habituación un medio saludable para anticiparse a la última etapa. , es decir, la habituación.

El conocimiento de estas etapas ayuda a la persona a comprender mejor la evolución de sus etapas de afrontamiento, permitiéndonos comprender cada una de ellas. Esto ayuda a la persona a localizar y orientar sus sentimientos y la realidad de la condición. Ayuda a la persona a ver que el tinnitus no es síntoma de nada malo en su cuerpo, que lo que está sintiendo es muy común entre quienes tienen la misma experiencia y que todo irá bien porque todos los que vivimos con tinnitus ya hemos pasado por estas etapas y al final podemos vivir en paz con el tinnitus. A continuación presentamos las etapas.

Primera etapa: Negación y aislamiento

El sujeto se despierta un día y escucha un ruido dentro de su cabeza, intenta buscar su fuente, puede acercarse a un aparato eléctrico- electrónico para ver si el dispositivo emite algún ruido, se tapa los oídos, pero sigue escuchando el ruido, pregunta a alguien de su entorno inmediato si ese alguien también lo escucha, y cuando se da cuenta que sólo él lo escucha, se dice a sí mismo: "esto no me puede estar pasando a mí".

A partir de ese momento busca entender qué está pasando, investiga intensamente en Internet, habla con la gente sobre el tema y descubre que ese ruido se llama tinnitus.

Luego, el individuo busca un médico especialista que le informa, de inmediato, que no existe cura para el tinnitus y que tendrá que vivir con la afección por el resto de su vida, y que la mejor manera es acostumbrarse al tinnitus.

Luego, el médico examina sus oídos externos y parte del oído medio, prescribe una audiometría tonal de umbral con pruebas de discriminación, audiometría vocal (investigación del umbral de discriminación), impedanciometría y algunas pruebas de imagen más sofisticadas para estudiar las estructuras del oído interno y quizás las estructuras de la articulación temporomandibular para eliminar la posibilidad de que una disfunción temporomandibular sea la causa del ruido.

El especialista puede incluso derivar al sujeto a un cardiólogo para asegurarse de que exista algún grado de bloqueo carotídeo que podría estar provocando el ruido.

Durante la consulta, el médico especialista podrá mencionar la labor de algunos fisioterapeutas en algunas grandes ciudades que han logrado "curar" el tinnitus, pero no le dirán que ese éxito tiene que ver con otros tipos de tinnitus conocidos como somáticos y objetivos. Finalmente, le receta al sujeto algún tipo de medicamento que mejora la circulación en los pequeños vasos sanguíneos del oído interno.

En esta etapa, el individuo no cree que su tinnitus subjetivo sea algo permanente e invierte sus recursos económicos en pagar otros especialistas y medicamentos. Prefiere creer que existe una cura y que su tinnitus se curará, a diferencia de los casos de otros

70 millones de personas en el mundo que no se han curado hasta entonces.

El individuo busca en Internet y encuentra grupos de personas que están pasando por la misma situación. En estos grupos, está sometido a altas dosis de pesimismo, tristeza, rebelión, desesperación, sufrimiento que, con el tiempo, lo lleva a un estado de ansiedad muy elevada y posiblemente depresión e ideas suicidas, a medida que la pérdida de esperanza se va intensificando.

El individuo comienza a participar en discusiones, conflictos en línea y lee sobre miles de medicamentos y tratamientos científicos y ficticios disponibles en el mercado mundial.

Su desesperación le lleva a comprar fórmulas a curanderos, importar vitaminas, probar tratamientos de aficionados, realizar las más diversas maniobras fitoterapéuticas, dieciséis repetir oraciones, rezar a su dios e intentar descubrir una cura por sí mismos.

Se convierte en víctima de personas que, para poner a prueba sus ideas no científicas, las colocan en las páginas como si hubieran fabricado o utilizado productos ellos mismos y obtenido curación, para poder utilizar la desesperación del individuo como plataforma de prueba para sus ideas infundadas.

El individuo comienza a utilizar su propio cuerpo para experimentar posibles posibilidades de curación. Ingiriendo las más diversas sustancias sin seguimiento médico, goteando extractos de ajo y otros remedios caseros en sus oídos, todo ello sin resultado.

Practica diferentes terapias psicológicas para la ansiedad y acude al psiquiatra quien, para reducir su ansiedad, estado depresivo o insomnio, en un principio le receta ansiolíticos, hipnóticos y/o antidepresivos.

Con el tiempo, ante el estancamiento o la permanencia del ruido, algunos psiquiatras comienzan a tratar al paciente con medicamentos apenas experimentales para el tratamiento del tinnitus, y no indicados directamente para este tratamiento, como es el caso de los anticonvulsivos.

A medida que pasa el tiempo y el psiquiatra se da cuenta de que ninguno de los medicamentos prescritos hizo una diferencia en el control del tinnitus, pero ayudó al paciente a disminuir su ansiedad y depresión, algunos psiquiatras comienzan a tratar al paciente, también, como un psicótico, donde el tinnitus es interpretado por el médico como una alucinación auditiva que merece un neuroléptico muy fuerte, medicamentos (antipsicóticos), que en su mayoría causan o empeoran el tinnitus junto con algunos antidepresivos conocidos.

El ruido dificulta entender lo que hablan otras personas, dificulta la comprensión de lo que se dice en los medios, hace más complicada la interacción del sujeto con otras personas y esto provoca que muchos se aíslen socialmente.

Con el tiempo, uno se da cuenta de que todo lo que ha investigado, hecho, todos los tratamientos médicos y experimentales, no ha servido de nada porque el ruido aún permanece con él.

A partir de este momento se pasa a la segunda etapa.

Etapa dos: ira

Luego de tomar conciencia de que no existe cura para su tinnitus subjetivo o al menos no existe cura en la medicina actual, la persona se enfrenta a la posibilidad de vivir con el ruido por el resto de su vida. Esto desarrolla en ella la emoción de la ira, y se pregunta: "¿Por qué me tuvo que pasar esto a mí?", piensa, "¿qué daño he hecho para merecer esto?".

En esta etapa uno puede volverse intolerante, grosero, no abierto a las opiniones de otras personas; pierde la esperanza de encontrar cura y/o algún alivio en el futuro.

Algunas personas transfieren su ira a otras, inician una campaña en grupos de tinnitus para convencer a los demás de que las personas están condenadas a una vida sin curación.

Como han estudiado mucho sobre el tinnitus, se creen oráculos y no les gusta que los desafíen, que los confronten con posibles métodos de afrontamiento; viven una vida de ira y furia, pueden tener una visión negativa del tinnitus y de su propia vida y transmitirla en sus comunicaciones en los grupos de "apoyo".

Tercera etapa: negociación

Esta etapa no la viven todos. En esta etapa, uno comienza a negociar con Dios o consigo mismo y hace promesas homéricas que se cumplirán si el tinnitus desaparece de su vida.

Etapa cuatro: depresión

En esta etapa, el individuo, ya convencido de que tendrá que vivir con tinnitus, y consciente de todos sus posibles efectos secundarios relacionados con la cognición (déficit de memoria, concentración, etc.), sin ninguna esperanza sobre el futuro, puede entrar en una estado de profunda tristeza, perder el interés en su vida y en la vida de otras personas, incluso de las más cercanas a él; puede tener una profunda falta de ánimo para hacer cualquier cosa, o sufrir fluctuaciones en el nivel de interés por las actividades de la vida; su estado de ánimo también puede fluctuar. La depresión a menudo se confunde con la ansiedad y, en última instancia, no se trata adecuadamente. En esta etapa, el individuo puede desarrollar pensamientos suicidas. por lo que un seguimiento psiquiatrico es de suma importancia.

Quinta Etapa: Aceptación

Después de un período de muchas pruebas, el individuo, a través de la conciencia de que su tinnitus no lo abandonará y que no importa lo que haga, en este punto de la historia médica no existe cura para las causas del tinnitus, puede llegar a aceptar su realidad de tener que vivir con el ruido, también que el ruido no es señal de nada grave, que hay millones de personas que viven bien con el tinnitus aunque no tenga cura. Llegar a esta etapa es esencial para avanzar hacia la habituación.

Sexta Etapa: Convivencia

En esta etapa, el individuo, ya convencido de que no existe una cura manifiesta para su tinnitus, aprende a vivir con él, llega a olvidar que existe por períodos, pero cuando lo recuerda, el ruido le provoca ansiedad y malestar. En esta etapa, continúa buscando activamente una cura y mantiene sentimientos negativos sobre su experiencia, aunque ya no se rinde a promesas de curas falsas. Acostumbrarse al tinnitus durante este periodo de convivencia no es sinónimo de ser inmune a los efectos emocionales del tinnitus. Un gran número de personas viven en esta etapa gran parte de su vida, ya que nunca han buscado una terapia de habituación o, si no han tenido éxito en la terapia. Este relato de una persona que convive con tinnitus ilustra bien esta quinta etapa: "Así es... pero nos acostumbramos con el tiempo... no es fácil, pero, con el tiempo, podemos asimilarlo mejor... pero estas sensaciones siempre han estado presentes desde que empezamos a sufrir de tinnitus."

Así, en esta etapa, la persona se acostumbra, pero no se habitúa y sufre el ruido.

Séptima etapa: habituación

En esta etapa, el individuo se da cuenta de que su mejor oportunidad de vivir una vida feliz y productiva, a pesar del tinnitus, es buscar activa y oficialmente un programa de habituación eficaz y comprobado. El programa de habituación, si se implementa como se debe implementar, llevará al sujeto a dos tipos de habituación, reacción y percepción. Una vez acostumbrado a la reacción, el individuo se volverá inmune al volumen y características de su tinnitus, y una vez acostumbrado a la percepción, aprenderá a poner su tinnitus como ruido de fondo, pudiendo olvidarlo por periodos y/o pudiendo escucharlo de fondo e interpretarlo como cualquier otro ruido de fondo.

Ahora que te has ubicado dentro de una de las etapas de afrontamiento, es hora de comenzar tus estudios sobre habituación y cambiar tu vida para mejor. Léelo todo con la mente muy abierta, sé persistente y obtendrás excelentes resultados.

Testimonios

Aunque existen cientos de testimonios del éxito obtenido por la práctica del Protocolo, nos limitaremos a publicar aquí sólo diecinueve de ellos, porque los demás testimonios se pueden leer directamente desde la página de habituación, tanto internacional como nacional. Se publican aquí sólo para demostrar que el Protocolo es algo real y que aporta resultados impresionantes a quienes lo practican. En los testimonios, notarás que se menciona la escala ABC. Aprenderás sobre esto más adelante en este Protocolo.

Por Bete Gomes:

> "Soy Bernadete Chiarini, de São Paulo, capital, Brasil, Maestra terapeuta de Reiki. Tengo tinnitus desde hace 10 años.
>
> ¿Causas? No sé. Quizás estrés y medicación. Nunca había buscado una cura hasta que tuve el privilegio de conocer a Ed Leme, quien me invitó a participar en el Grupo de Habituación. Tan pronto como leí el Protocolo, comprendí el enfoque y comencé a ponerlo en práctica. A los pocos días ya me había acostumbrado, pues ya había ido realizando cambios importantes en cuanto a mentalidad positiva, paradigmas y eliminación de creencias limitantes. Todo esto me ayudó mucho. Saber

que el tinnitus no es una amenaza fue fundamental y decisivo. Hoy mi puntuación es en promedio A cinco, B cero, C cero, porque el tinnitus, independientemente de lo ruidoso que sea, ya no interfiere con mi bienestar mental o emocional”.

"Mi primer contacto con el Protocolo tuvo un impacto muy alto en mi relación con el tinnitus. La frase clave fue que el tinnitus no es una amenaza para mí; eso fue suficiente para bajar el nivel de estrés que el tinnitus me había estado causando hasta entonces."

"Con la práctica de oraciones positivas, fui capaz de condicionar mi cerebro a que el tinnitus es un "amigo". "Concentrarse: a diferencia de lo que hacía normalmente, que era salir corriendo, tratando de enmascarar el tinnitus con otros sonidos, comencé a centrar mi atención cuando era demasiado fuerte, desensibilizándolo y poniéndolo en un segundo plano.

Independientemente del volumen, paso la mayor parte del tiempo sin escucharlo, incluso cuando el silencio del ambiente es absoluto."

"La práctica de la psicología positivista en relación con el tinnitus y todo lo demás en la vida me está convirtiendo en una mejor persona".

"El Protocolo es una poderosa herramienta para una vida de calidad para las personas que viven con tinnitus, porque, independientemente de cualquier factor, llegamos a dominar nuestra mente y nuestro cuerpo".

"¡Muchas gracias, Ed Leme! Bete Gomes"

"PD: Puedo utilizar varias otras formas de aliviar el tinnitus, o incluso buscar tratamientos y curas; sin embargo, con el Protocolo de Habituación puedo ser gestora de mi convivencia con mi "amigo". ¡Gracias!"

Por Casio Murilo Beato:

"Gracias al Protocolo de habituación he ido aprendiendo a tener una visión positiva de mi futuro. He aprendido a vivir con tinnitus y quiero compartir el éxito logrado con quienes todavía lo padecen. A menudo el inconformismo nos hace negar la posibilidad de una convivencia amistosa con el tinnitus".

Por Neli Crocco:

"Mi amigo, el tinnitus, centinela y guardián, es quien me avisa si tengo la tensión alta, si me olvido de tomar mi medicamento, si no he bebido agua, si me siento innecesariamente ansioso... Pensamiento positivo (parte del Protocolo), en situaciones extrañas y menos placenteras, trae días tranquilos, y la vida continúa...

¡Gracias Edvaldo Leme!"

Por Sandra Crepaldi:

"¡Aquí está mi historia de éxito! Hace cuatro meses vine aquí (Maceió), para cumplir el sueño de comprar este departamento. ¡Siempre había sido mi sueño! En Maceió, y deseosa de que todo funcionara, un día comencé a escuchar un sonido diferente (¡Campanitas!). Pensé... Vaya, hay grillos en la playa… Le pregunté a mi marido, y él dijo que no podía oír nada. Regresé a São Paulo con este tinnitus. fui a terapeutas, osteópatas, otorrinolaringólogos, probé hipnosis y no pasó nada. ¡Me desesperé! Me sentí muy angustiada y pensé que estaba desarrollando algo psicológico... Fui al psiquiatra, quien se rió mucho y me dijo que todo estaba bien. Me calmé y sola, después de unos 30 días, conseguí que Campanitas fuera mi amiga. ¡¡¡La había aceptado en mi vida!!! Unos 30 días después, comencé a escuchar a Tom, una vibración en mi oído, como un aleteo de alas. nuevamente me asusté mucho y pensé que tenía algo terrible...

Fui a otro otorrinolaringólogo, que me ordenó una resonancia magnética (Imágenes por Resonancia Magnética), cuyo resultado mostró que no había nada malo. Sin embargo, no podía calmarme, estaba ansiosa todo el tiempo y me sentía muy cansada.

Luego, con la gracia de Dios, encontré el Grupo y el Protocolo. ¡No tengo más que gratitud hacia ti! ¡Me han devuelto mi calidad de vida!

Campanitas ha estado conmigo 24 horas al día, 7 días a la semana. Tom sólo aparece de vez en cuando. Estoy nuevamente aquí en Maceió y cuando llegué, él apareció. Continué con el Protocolo y, en 2 días, mi C, de 10, bajó a 0. Pero cada vez que vuelvo a São Paulo, me siento bien, ¡sabiendo que no soy sólo yo! Llevo a mis amigos conmigo. Campanitas, que encanta mis oídos, y Tom, que viene a recordarme que no esté tensa. Gracias a Ed y a todos. Nada en la vida sucede por casualidad, ¡todo siempre tiene una razón! Depende de nosotros absorber, de los hechos, las lecciones para nuestra evolución".

Por Carlos Fernando Bella Cruz:

"Hoy, 29 de agosto, es el primer cumpleaños de mi Z. Pero a la hora de elegir un nombre, preferí optar por el femenino, que me resulta mucho más lindo. Por eso, tengo una compañera que se llama Celzinha, con ilustraciones y todo.

Antes de encontrar este grupo, pasé por todas esas fases difíciles que muchos conocen bien: médicos, ansiedad, miedo, remordimiento, sueño afectado, búsquedas en Google, varios grupos de Facebook, y mucho más... El peor momento fue en una noche tan desafiante que si mi vida hubiera terminado allí, en ese entonces, por mí hubiera estado bien. Mi eterno agradecimiento a mi esposa que me apoyó con un cariño increíble, que tanto necesitaba en esos momentos difíciles.

Tuve la suerte de unirme al grupo en el tercer mes. Inmediatamente vi el valor del Protocolo hasta el punto de contratar a un locutor profesional para que lo narrara e hiciera un vídeo de meditación. Me había resultado tan bueno que quise compartirlo en Internet, con el permiso de Ed, con sus créditos correspondientes, para que otros puedan tener el mismo beneficio y unirse al grupo. Hice otro vídeo, que se supone que es de alerta, para la prevención del trauma acústico. Generé un mp3 con las frases y le puse el nombre de mi querida Celzinha. Para traer pensamientos positivos, cada vez que la escucho, reviso mentalmente una lista de todo lo bueno que ella ha traído. a mi vida. Sí... ha traído cosas buenas:

1) Mis hábitos alimentarios han mejorado. Mi pequeña Celzinha es muy temperamental en lo que a comida se refiere. He creado una hoja de cálculo detallada para controlar la comida, los horarios de sueño y el volumen. Después de diez meses de usar esta hoja de cálculo, puedo decir que hoy ya no la necesito. Aprendí a comer mejor, perdí 15 kilos y finalmente alcancé mi peso ideal. ¡Ja ja!

2) Un quiste en mi párpado, que necesitaba extirpación quirúrgica, simplemente desapareció, como resultado de mejores hábitos.

3) Mi esposa ha notado que ya nunca ronco por la noche.

4) Mi empatía se ha fortalecido.

5) Valoro cada momento de mi vida, familia, amigos mucho más que antes.

6) Varios otros puntos...

Tuve esta sacudida, pero ahora vivo en paz con mi pequeña Celzinha, volando por los cielos. Hoy ella ya no es el centro de mi vida. Mi agradecimiento a Ed y Bete que mantienen la constancia y actualización de los posts.

¡Que la bendición de Dios se extienda a todos nosotros!"

Por Edson Leal:

"¡Hola! Mi nombre es Edson y me gustaría hablarles un poco sobre mí y mi tinnitus. Mi tinnitus apareció a mediados de 2019. Al principio sentí un zumbido en el oído derecho y pensé que desaparecería al cabo de unas horas o días. Pero no sucedió. Salí a buscar ayuda con otorrinolaringólogos, pero para mi sorpresa, un mes después, me di cuenta de que los médicos no tenían mucho conocimiento sobre el tinnitus. Entonces, después de algunos momentos desesperados, decidí mantener la calma y tratar de encontrar ayuda. En Brasil, de donde vengo, no tenemos muchos libros sobre tinnitus, así que compré algunos en EE. UU. y comencé a leerlos.

Eso me ayudó mucho, pero me di cuenta de que necesitaba más ayuda para poder entender y lidiar con mi tinnitus. Decidí buscar algunos grupos de Facebook para hablar con personas que estuvieran pasando por la misma situación que yo. Encontré un grupo Norteamericano; estuvo bien, pero allí la gente siempre se quejaba de su tinnitus y en lugar de ayudarme, me di cuenta de que me estaba frustrando aún más. Un día, sin embargo, encontré en Facebook el Protocolo de Habituación al Tinnitus de Ed Leme (el grupo de Edvaldo de Oliveira Leme, llamado en portugués Habituando-se ao zumbido com Ed Leme). Decidí hacerme miembro para estudiar el Protocolo de Ed. y aprender cómo lidiar con mi tinnitus.

Según su protocolo, debes afrontar tu tinnitus como un amigo, sólo debes tener pensamientos positivos sobre el tinnitus, para que, para tu cerebro, se convierta en algo normal, no una amenaza. Después de un par de meses estudiando el Protocolo de Ed, estaba lidiando increíblemente bien con mi tinnitus. ¡Hoy en día somos grandes amigos! Puedo hacer todo lo que quiero: trabajar, viajar, estudiar, es decir, vivir una vida normal, gracias al Protocolo de Ed. Al principio fue un cambio radical y difícil, pero, después de un tiempo, te das cuenta de que tu vida ha mejorado mucho y empiezas a sentir la alegría de vivir de nuevo.

¡Estoy aquí para enviarte este mensaje porque sé lo difícil que es al principio, pero hay una solución y recuperarás tu vida, tal como lo hice yo!

"Amigos míos, aquí tenéis otro informe de mi camino hacia la habituación. He estado viviendo con tinnitus en el oído derecho durante 10 meses. Y, durante los últimos 5 meses, lo afronto como un compañero de viaje. Me ha ayudado a cuidar mejor mi salud, bajar de peso, comer cosas saludables y evitar al máximo el azúcar y la sal.

Muchas veces es ruidoso, pero cuando esto pasa, trato de reírme, hacer algo divertido, jugar y así sacarlo del foco y al mismo tiempo evitar afrontarlo como algo que me va a lastimar o perjudicar. Creo que está funcionando porque mi relación con él ha cambiado mucho y hoy lo veo como parte de mi vida, no como un mal que debo curar o solucionar de todos modos. ¡Un gran abrazo para ti y mucha fé porque la habituación es el camino a seguir!"

"Estoy aquí, haciendo mis ejercicios de habituación y pensando en mi amigo. Hoy soy una persona mucho más controlada y tranquila gracias a mi querido tinnitus. Se ha convertido en un gran compañero que siempre me ha dado consejos especiales: cálmate, te estás poniendo demasiado nervioso; recuerda, es hora de comer; no comas este tipo de comida, te enfermarás; No desperdicies energía en cosas sin importancia. Mi tinnitus se ha convertido en mi gran y muy especial compañero. Un beso a todos y muchos pensamientos positivos. Hoy A8, B0, C0."

"¡El Protocolo de Edvaldo de Oliveira Leme logra traer plenitud a nuestras vidas! ¡Podemos hacer todo como siempre lo habíamos hecho antes! ¡Simplemente sigue sus enseñanzas y practica! ¡Los resultados son maravillosos! Ahora A5 B0 C0, y estudiando alemán, ¡con mucho entusiasmo! Aquí vamos!

Por Edilene Brum:

"¡Queridos amigos! Me gustaría compartir mi alegría con ustedes.. Siempre me ha gustado correr, pero hacía tiempo que no corría, precisamente porque tenía miedo de los auriculares que usaba mientras corría.

Después de un tiempo usando el Protocolo de Habituación, decidí llevar a mi Bee a correr escuchando nuestras canciones favoritas de los 80. ¡¡¡¡Funcionó!!!!

Bee todavía está aquí conmigo y lo estaría incluso si no usara los auriculares. Yo era la que no habia estado haciendo lo que siempre me ha gustado. yo había estado haciendome daño.

Nada puede impedirte hacer lo que amas, lo que te hace feliz. No lo he enmascarado con música. Lo noto todo el tiempo, pero de fondo, sin permitir que me moleste.

La habituación te hace avanzar. Nunca te rindas. La cura existe, como dice Ed. Será encontrada".

"Recuerdo que cuando comencé a practicar el Protocolo, pensé que sucumbiría. Mi ABC era A10B3C10. Está registrado en la publicación del Protocolo. Ed me llamó inmediatamente en privado. Él me apoyó. No me rendí. Todos los días es un nuevo día. Y cada día he ido evolucionando. ¡¡¡Gracias!!!"

Por Aksinya Solovyova:

"¡Hola a todos! Me gustaría contarles sobre un milagro maravilloso que me sucedió. O tal vez lo hice sola. Por supuesto, mis amigos con tinnitus de diferentes partes del mundo me apoyaron y el universo entero me ayudó en mi camino. El pasado mes de julio me presentaron al Sr. Tin. Ese fue el momento más oscuro de mi vida... Trabajando duro-principalmente en mi cerebro- durante varios meses, llorando, pidiendo ayuda a mi Amigo Lejano Edvaldo De Oliveira Leme, sintiéndome enojada. orando, practicando yoga y El Protocolo, limpiando mi subconsciente, finalmente llegué a un lugar donde estoy feliz y tranquila. El Sr. Tin todavía está aquí, pero ahora no me influye. intuyo es la habituacion de la que Ed siempre hablaba. Soy libre y feliz. Mi B&C = 0 todo el tiempo, a pesar de la A. Es tan cierto ahora, algo que no hubiera podido imaginar o creer antes.

Ahora sé que soy más fuerte que nunca. Mi mente es poderosa. No hay nada que pueda hacerme infeliz excepto yo misma. Entonces, chicos, cumplan con el Protocolo y nunca sientan lástima de ustedes mismos. Como decimos en Rusia, el tiempo y el trabajo reducirán todo a polvo".

Por Ken Alswang:

"El Protocolo cambió mi vida. Mi reacción emocional a mi tinnitus pulsante ha cambiado casi un 100 por ciento. Cuando me golpea, no lucho contra ello ni trato de ocultarlo. Lo dejo ser. Me concentro en ello y le muestro a mi cerebro que no es algo malo. Es como golpearse el dedo del pie. Sabes que sentirás dolor, pero no durará para siempre. ¡Gracias de nuevo! Nunca pensé que podría estar donde estoy. Cuando después de pasar por todas las pruebas no pude encontrar una causa, estaba devastado y sin esperanza. Había trabajado con un especialista en tinnitus durante 6 meses. Muy similar a lo que usted enseña, pero el Protocolo fue la pieza que faltaba del rompecabezas que finalmente me hizo comprender."

Por Denise Gilbert:

"El Protocolo de Habituación de Ed Leme ha sido un fantástico y empoderador descubrimiento en mi vida. Estaba buscando ayuda en Internet, tratando de encontrar un recurso que pudiera ayudarme con mi tinnitus, que había sido un desafío durante años. Otros grupos de tinnitus en Internet ofrecían informacion falsa, medicamentos que no funcionaron y técnicas de enmascaramiento que sólo empeoraron la situación. El Protocolo de Habituación fue la respuesta que había estado buscando y puedo afirmar de todo corazón que funciona. Tenía la idea de que necesitaba cambiar mi forma de pensar para sentirme bien, pero encontrar el Protocolo que ofrece Ed, su experiencia, positividad y atención, me encaminó hacia el éxito total. Ahora tengo un plan positivo al que puedo referirme. Aprecié la investigación, leí el Protocolo y me preparé para sentirme mejor. Me considero habituada, ya no me molesta el tinnitus.

Recomiendo ampliamente el Protocolo de Ed a cualquiera que esté dispuesto a avanzar de manera más positiva, ya que podemos compartir la buena noticia: ¡funciona!

Por Sebastião Corigliano:

"Ha pasado un año con mi amigo zzzzz. Había seguido el Via Crucis como todos los demás: médicos, exámenes, medicamentos, herramientas de enmascaramiento y otros. Mucho llanto y desesperación... hasta que finalmente encontré el grupo de Ed Leme "Protocolo de Habituación al Tinnitus por Ed Leme".

"Lo seguí paso a paso, y hoy, después de un año con mi amigo zzzzz, me siento habituado a ello; Algunos días me molesta, pero sólo por unos minutos".

Por Nina Thama:

"La narración anterior refleja fielmente mi experiencia con la habituación. Hay momentos en los que mi amigo está nervioso. Me detengo, le presto atención, hablo con él y de repente está tranquilo. Y lo mismo ocurre con todo lo que me puede estresar. ¡Esta es una herramienta increíble! Me siento muy agradecida de tener este grupo, aportando este poder y una nueva forma de afrontar nuestros desafíos".

Por Irene Barbosa Jorge:

"El enfoque es una gran herramienta. Me ha ayudado mucho en los momentos en que mi amiguito comienza a hablar más alto. Me concentro en él por un tiempo y luego parece que ya no está aquí.

Lo estoy combinando con varios otros factores, pero este grupo ha sido excepcionalmente útil".

Por Karen C. Bissel:

"¡Hola querido! ¡Qué placer recibir tu mensaje!

Estoy bien, gracias a Dios y a ti. Mi amigo se ha portado muy bien la mayor parte del tiempo. Estoy en una fase en la que me olvido de él la mayor parte del tiempo; en el trabajo, a veces lo oigo, pero pronto pasa a un segundo plano; Leo el Protocolo y escucho sus frases con frecuencia; Las he grabado en mi celular, y esto me ayuda mucho. Por supuesto, hay días que intenta desequilibrarme; ¡luego me concentro en los buenos días y en la positividad!"

Por Sandra Paula:

"Todos los días doy gracias por haber encontrado este Protocolo.

¡¡¡Solo gratitud!!!"

Por Precious Jane:

"Compartiré un pequeño testimonio...

esta semana ha sido increíble... ha rugido, ha sido tranquilo, ha mostrado personajes diferentes y nuevos y no me ha conmovido... mi respuesta emocional ha sido buena... gracias a todos ustedes."

Por Vilmar Corso:

"Buen día. El Protocolo me está ayudando mucho. Hoy A10 B1 C1. ¡Aquí vamos!"

Por Catarina Lima: A4 B0 C0

¡Es sorprendente lo eficaz que es la habituación!

Por Toby Cederbaum:

"Mi nombre es Toby Cederbaum y sigo el Protocolo de Edvaldo De Oliveria Leme desde que comencé a experimentar un caso muy severo de Tinnitus vibratorio.

Fue un gran shock e interrumpió todo en mi vida. La comunicación con otras personas se volvió casi imposible.

Las palabras que oía eran confusas y resonaban. Ya no podía descifrar las palabras y me tomó mucha energía escuchar a través del volumen alto y constante de ruidos en competencia. Podía escuchar la electricidad de los cables en las paredes. Podía escuchar los sonidos de las bombillas de luz. Sentía enormes cantidades de energía fluyendo por mi cerebro.

Me sentí discapacitado tanto neurológica como físicamente. Mi cuerpo y mi mente se sentían como si estuvieran en constante estado de amenaza.

Vi médicos que no pudieron darme ninguna respuesta. Compré audífonos que sólo amplificaban el ya fuerte ruido del cemento al perforar mis oídos. Visité a acupunturistas, quiroprácticos y especialistas en oído, nariz y garganta, pero nada ayudó. Leí libro tras libro y algunos fueron útiles, pero ninguno pudo eliminar este estado constante en el que estaban aprisionados mi cuerpo y mi mente. Intenté enmascarar el ruido con ruido blanco, ruido rosa y ruido marrón. Intenté meditar, escribir un diario, etc. Me imaginé un gran botón de volumen gigante que podía controlar y visualizaba mi mano girando el botón y bajando el volumen.

Entonces, un día, me encontré con el milagroso Protocolo. Cambié por completo la forma en que veía el tinnitus.

Comencé a notar sus aspectos positivos y comencé a hablarle como si fuera mi mejor amigo y compañero más cercano. Comencé a ganar inmunidad emocional. Comencé a concentrarme en el sonido en lugar de intentar ocultármelo. Para mi sorpresa, el nivel del sonido siguió bajando. comencé a enseñar a mi cerebro que era seguro, sin importar cuán alto o bajo fuera el volumen. Encontré paz en lugar de caos. ¡Qué alivio tener paz! Sentí un milagro y un regalo que me fue dado tan gratuitamente. No hay palabras para describir la gratitud que sentí. Ya no me sentí capturado. Desde entonces, la Neurociencia se ha convertido en mi amiga. He aprendido que nuestros cerebros son neuroplásticos y podemos habituarnos.

Estaba afuera paseando a mis perros y de repente podía escuchar el canto de los pájaros, podía escuchar el viento, el aire susurrando entre los árboles. Podía escuchar los hermosos sonidos de los árboles (¿Quién diría que los árboles pueden hablar?). Me sentí libre por primera vez en mucho tiempo. Practiqué la escala ABC que me recomendó Edvaldo. A era para el nivel real de sonido, B y C fueron para cómo lo procesamos emocional y cognitivamente. Hablé con mi mejor amigo Tinnitus de una manera tan positiva que mi cerebro pudo bajar el nivel sabiendo que no había ninguna amenaza.

Escribo esto para ayudar a cualquiera que todavía esté luchando: asegúrese de poder habituarse.

¡Este conocimiento está disponible y espero que lo encuentres o que te encuentre a ti!

He descubierto que el tinnitus puede ser un gran sanador y guía, y espero que ya no tenga que ser una lucha. ¡Descubrí que la adversidad es una oportunidad! Ahora sé que la diferencia entre Miseria y Felicidad está en dónde pones tu atención.

Me gustaría que supieras que esto no significa que mi amigo ya no esté en mi vida. Todavía lo está, pero muy diferente de lo que era. Ahora escucho y presto mucha atención a sus mensajes. Me siento mas seguro que nunca antes, gracias a Edvaldo y su Protocolo. Para cualquiera que todavía busque la respuesta fuera de sí mismo, no dude en comunicarse conmigo a cualquiera de mis direcciones de correo electrónico. Estoy en nnjhealingtouch@aol.com o

eatingawarenesstraining@gmail.com

Puedes encontrar a Edvaldo de Oliveira Leme en Facebook y Messenger con cualquier duda que tengas y él te puede enviar el Protocolo.

¡¡LO RECOMIENDO ALTAMENTE ya que es un psicólogo clínico y un "sanador" increíble!!¡¡Gracias Edvaldo por todo lo que me has dado, especialmente por darme mi vida nuevamente!!"

Código de conducta

Aquí encontrará información sobre nuestro código de conducta en el Habituation Group y en general. Este código debe ser seguirse para que el proceso de habituación pueda funcionar correctamente.

Puedes enviar preguntas, ideas y sugerencias a Ed Leme, ya que puede haber aclaraciones que te ayudarán a comprender mejor las pautas.

Si aún no estás familiarizado con Facebook y Messenger, debes aprender a utilizarlos, porque así te sentirás bienvenido y tendrás un lugar para intercambiar ideas con personas que puedan entender bien tu situación. Esta es la forma que tiene el terapeuta de saber que estás participando o al menos leyendo el material de la página. Tu participación en el grupo es muy importante porque te dará un sentido de pertenencia y apoyo; aunque es voluntario.

También deberias leer atentamente y aplicar las directrices con precisión. Si necesitas ayuda, puedes contactarnos en cualquier momento a través de Messenger.

En este Protocolo, entre otras cosas, ponemos mucho énfasis en el concepto de positividad, que explicaré más adelante. Por lo tanto, se debe mantener la coherencia en cuanto a la positividad, incluso si nuestros miembros visitan otros grupos sobre el tinnitus. Todos tenemos muchos grupos en común.

Este Protocolo está diseñado para ser implementado como una guía práctica de autoayuda; sin embargo, el lector puede contar con nuestro apoyo y supervisión indirectos a través de la participación voluntaria en los grupos de redes sociales que mantenemos, como los grupos de Facebook:

En Brasil, "Habituando-se ao Zumbido com Ed Leme", y el grupo internacional "Tinnitus Habituation Protocol por Ed Leme". También puede ponerse en contacto con nosotros por correo electrónico:

habituandocomedleme@yahoo.com.br. La dirección de correo electrónico es la misma para ambos grupos.

Esto es importante porque el uso del Protocolo será aún más eficaz con nuestro apoyo.

En este punto, hay una pregunta importante que debemos hacerte:

¿Conoces tu historial de salud mental?

En ese caso, si tienes otros problemas además del tinnitus, asegúrate de obtener la ayuda profesional adecuada para que el Protocolo pueda ayudarle más. ¡Queremos mejorar tu vida y estamos dedicados a eso!

Recuerda que cada persona es un ser diferente y puede necesitar más atención psicológica y/o médica. En estos casos, alentamos a las personas a buscar dicha atención a nivel local en sus comunidades.

Para definir y comunicar mejor tu situación, es fundamental aprender a medir tu tinnitus. Debes utilizar la escala ABC (que mide tu experiencia con tinnitus) a partir de una escala de calificación, creada por el autor, que va del 0 al 10 (cero al diez). Hay un párrafo dedicado a ello en este material. Saber valorar tu situación en un momento dado es fundamental.

Si estás en el Grupo de Habituación o te comunicas por correo electrónico, transmite siempre tu estado ABC actual, para que puedas beneficiarte de los ajustes en el proceso (pronto conocerás la escala ABC).

Reglas del grupo de habituación

Dado que la participación en el grupo de Facebook, aunque voluntaria, contribuye en gran medida al éxito de tus resultados, repetimos aquí las reglas para una participación efectiva y armoniosa en el grupo.

1. Sé amable, respetuoso y empático al publicar cualquier texto en el Grupo de Habituación.
2. No está permitido publicar preguntas sobre otros tratamientos o medicamentos en el grupo.
3. No publicamos enlaces a otros protocolos de habituación. Debes mantener el control y la coherencia con un método extremadamente específico para medir la eficacia de este Protocolo.
4. No compartas otras páginas en la página del grupo, ya que esto desvía el foco en el Protocolo.
5. Puedes publicar cualquier cosa que sea coherente con el Protocolo, incluidas imágenes positivas y de buena calidad.
6. No describas ningún tipo de tratamiento en la página ya que esto desvía nuestra atención del Protocolo.
7. En este grupo no se permite el uso de len-

guaje negativo sobre tinnitus o cualquier otra cosa.

8. No publiques imágenes negativas.
9. No publicitamos ningún producto o profesional sin autorización explícita del administrador.
10. No compartas material de otras páginas en el grupo.
11. Si no lees ni sigue sel Protocolo, pronto serás eliminado amablemente del grupo. Si no lees y sigues el Protocolo, no sólo no podrás acostumbrarse al tinnitus, sino que también evitarás que otros lo hagan. Nada personal.
12. Este no es un lugar para quejas, victimismo y otras manifestaciones emocionales negativas, porque las quejas generan sentimientos contraproducentes sobre el tinnitus, algo que evitamos para que se dé el proceso de habituación. Si quieres que alguien se sienta triste por su situación, deberás elegir otro grupo. Muchos grupos pueden cumplir este propósito.
13. Aquí nos mantenemos positivos y buscamos activamente la habituación. Mantenerse positivo no significa "sentirse" positivo; simplemente significa que no puedes utilizar palabras o pensamientos negativos para describir tu tinnitus. Esto es necesario para lograr

nuestro objetivo de habituación.

14. No somos completamente democráticos, por lo que no aceptamos críticas negativas del Protocolo en la información pública. Sin embargo, puedes enviar críticas de forma privada a Ed Leme, ya que puede haber preguntas cuyas respuestas te ayudarán a comprender mejor las directrices. Para hacer esto, usa Messenger.

15. Si no te gusta o no estás de acuerdo, o crees que el Protocolo es un documento demasiado largo para leer, ¡será mejor que busques otro grupo!

16. Puedes enviar ideas y sugerencias a Ed Leme a través de Messenger. Serán bienvenidas.

17. Debes aprender a utilizar el Messenger del Grupo de Habituación de Facebook, por si aún no lo sabes. Así es como Ed Leme se pondrá en contacto contigo.

18. Debes mirar la página del grupo diariamente, ya que esta es la forma en que Ed Leme sabe si has estado participando, o al menos leyendo el material de la página. La falta de participación hará que seas retirado amablemente del grupo, ya que, nuevamente, este grupo es un grupo de trabajo; no es para la contemplación ni para quejarse del tinnitus.

19. ¿Conoces tu historial de salud mental? Por lo

tanto, si tiene otros problemas además del tinnitus, asegúrate de recibir ayuda profesional adecuada para que el Protocolo pueda ayudarte de manera más efectiva.

20. ¡Queremos mejorar tu vida y nos dedicamos, voluntariamente, a este objetivo!

21. Si no participas en la creación de tu historia de éxito, amablemente te eliminaremos del grupo. Esto es necesario, de lo contrario corremos el riesgo de tener numerosos miembros que no participan en el trabajo y se limitan a contemplar pasivamente los mensajes.

22. Debes leer atentamente y aplicar las directivas con precisión. Es decir, hazlo como dice la receta. Si necesitas ayuda, puedes pedírnosla en cualquier momento a través de Messenger. ¡Estaremos aquí para ti!

23. Este Protocolo está diseñado para ser implementado con la supervisión indirecta y no presencial de Ed Leme, por lo que no puede ser distribuido a nadie que no tenga acceso al grupo de Facebook, "Protocolo de Habituación", por Ed Leme”. Esto es importante porque el uso del Protocolo debe ser guiado y supervisado indirectamente para que puedas tener respuestas correctas a las preguntas sobre los ejercicios.

24. No guiamos a los miembros del grupo para

que formen subgrupos, intercambien historias tristes o hablen negativamente sobre el tinnitus. Esto es contraproducente y afecta negativamente el camino de la habituación.

25. Se debe mantener la coherencia sobre la positividad, incluso si nuestros miembros visitan otros grupos sobre el tinnitus. Todos tenemos muchos grupos en común, pero tendremos que seguir las reglas de conducta de nuestro Grupo de Habituación, de lo contrario, la inconsistencia puede perjudicar el proceso de habituación.
26. Es fundamental aprender a medir el tinnitus. Debes utilizar la escala ABC (que mide tu experiencia con tinnitus de forma rápida y práctica), a partir de una escala de valoración que va del 0 al 10 (de cero a diez). Hay un párrafo dedicado a esta escala en este material. Léelo.
27. Reporta siempre tu estado ABC, para que puedas beneficiarte de los ajustes en el proceso.
28. No utilizes este Protocolo sin la orientación y supervisión indirecta de Edvaldo de Oliveira Leme, porque sólo él puede aclarar cualquiera de los pasos del proceso. Además, ha sido escrito para ser utilizado en el Grupo de Habituación.
29. No tomes copias ni fotografías para publicar-

las en otro grupo porque las personas no se beneficiarán de la guía y el material está protegido por las leyes de derechos de autor.

30. Podrás realizar copias para tu uso personal en tu proceso de habituación. Recuerda que cada persona es un ser diferente y puede necesitar orientación adicional.

31. Antes de utilizar este Protocolo, asegúrate de estar acompañado por un médico. Recuerda que algunos tipos de tinnitus pueden ser tratados con éxito por un médico competente.

Entendiendo el tinnitus

Infinidad de hipótesis intentan explicar los mecanismos y la etiología de las causas del tinnitus. Cito cronológicamente algunos autores: Tonndorf, 1980; Möller, 1984, 1995; Eggermont, 1990; Jastreboff, 1990, 1992; Pujol, 1992; Feldman, 1992; Zenner y Ernst, 1993; Lenarz et al., 1993; Brummett, 1995; Gerken, 1996; Kaltenback, 2000.

Nodar (1996) cita que el tinnitus ya apareció en escritos de la antigua civilización egipcia. Aunque ha estado presente entre nosotros desde hace casi 5000 años, muchos de sus aspectos, incluidos su origen y causas, aún son oscuros.

Por este motivo, no profundizaremos en estas hipótesis, también porque nuestro objetivo es único: ayudarte a habituarte y tener una mejor relación con tu tinnitus de la forma más práctica posible.

El tinnitus es una señal de que algo orgánico o estructural, dentro de tu cuerpo, no está funcionando de la manera para la que fue diseñado originalmente. Esto posiblemente se deba a algún cambio o condición morfológica, neurofisiológica, patológica que, la mayoría de las veces, no supone un riesgo para la salud, como veremos, por ejemplo, células ciliadas sensoriales de la cóclea que han sido dañadas por un traumatismo sonoro fuerte o por la acción de un producto tóxico, como por ejemplo un medicamento.

Esta estructura corporal dañada (células ciliadas sensoriales), independientemente de la "voluntad" de tu cuerpo, envía señales eléctricas a la corteza auditiva, en ambos hemisferios del cerebro, a través del nervio vestibulococlear (compuesto de "cables" eléctricos llamados neuronas).

Estos cables eléctricos están separados y no son lo suficientemente largos. Por esta razón, se necesitan varios cables para comunicarse mediante señales bioquímicas llamadas neurotransmisores, que se producen en el cuerpo humano y están presentes en los extremos de las neuronas y se liberan en los espacios (sinapsis) entre un cable y otro (los cables no se tocan).

Cuando las señales eléctricas pasan a través de estos cables y llegan al cerebro, son decodificadas y distribuidas entre varias estructuras, o sectores funcionales, y, de una manera integrada, forman la interpretación del estímulo como el tinnitus, y lo escuchas.

Dependiendo del tipo de daño y de cómo reaccionan las estructuras dañadas a su entorno inmediato (una célula ciliada puede doblarse, dañarse, fenestrarse, etc.), se tiene un tipo e intensidad diferentes de tinnitus.

Una estructura puede generar una señal, mientras que otra genera una señal diferente, por eso puedes ocasionalmente escuchar una variedad de sonidos distinos, que pueden escucharse al mismo tiempo, como en una sinfonía.

El volumen de tu tinnitus puede intensificarse cuando recibes mayores cantidades de señales bioquímicas que estimulan esta corriente eléctrica, o cuando hay algún cambio en el entorno de estas estructuras dañadas.

Cuando estamos ansiosos o tristes, nuestro cuerpo produce señales bioquímicas que aumentan la intensidad del tinnitus.

Cuando estamos felices ocurre todo lo contrario.

El volumen y las características dependerán de muchas cosas: las señales bioquímicas excitadoras, el estado de la estructura dañada y la relación de esa estructura con otras estructuras dentro del cerebro.

Es por eso que muchas personas tienen variaciones en la presentación de su tinnitus, pudiendo incluso dejar de oírlo, aunque sea temporalmente, o experimentar volúmenes bajos y altos de forma indefinida. No tenemos control sobre ello.

Por tanto, el volumen y las características del tinnitus dependen de la cantidad de señales bioquímicas estimulantes. Estos químicos irritan y dañan estas estructuras y establecen una relación con su entorno al instante. Como vemos, la relación con el volumen y características del tinnitus puede tener diversos orígenes. Así como las personas no son iguales, tampoco lo es el daño a estas estructuras. La experiencia de habituación de reacción y percepción varían de una persona a otra y de una estructura a otra.

Sin embargo, la mayoría de las personas pueden lograr ambas cosas, aunque en tiempos distintos.

Hay personas cuyo daño estructural y funcional es menor. En consecuencia, les resulta más fácil acostumbrarse a la reacción y la percepción. Sin embargo, eso no ocurre con personas con daños importantes o problemas de adaptación.

Ciencia sobre el tinnitus

Cuando nuestro cerebro, a través de procesos neurológicos integrativos, interpreta por primera vez un ruido del entorno interno o externo, automáticamente lo clasifica como amenazante o no amenazante; agradable o neutral. Todo esto según parámetros específicos.

Si el ruido interpretado se codifica como no amenazante, como el ruido de un refrigerador, por ejemplo, o algo que no necesita tu atención inmediata y continua, el cerebro pronto clasificará este ruido como no amenazante o como un ruido neutro y, como tal, tu cerebro lo identificará como un estímulo de fondo. Encontramos muchos estímulos de este tipo en tu entorno, ya sea el ruido que hacen los cables eléctricos de las farolas, tu ordenador o tus electrodomésticos, entre otros ruidos de naturaleza similar.

Si es un ruido que necesita tu atención y no es amenazante, tu cerebro mantendrá tu atención activa si estás concentrado. Un ejemplo de esto es cuando estás observando a una persona. Si te concentras, la persona permanece en primer plano. Sin embargo, en este caso, puedes distraerte fácilmente con otros estímulos y dejar de prestar atención, porque no son estímulos amenazantes.

Por otro lado, si tu cerebro interpreta el estímulo como amenazante, tu cerebro no te permitirá poner el estímulos en un segundo plano de tu atención (habituación de reacción) porque representa un posible peligro para tu supervivencia; es una reacción instintiva. Entonces, si escuchas el estímulo (en este caso, tinnitus) que ha sido codificado como una señal de peligro, tu cerebro no permitirá que tu cuerpo interrumpa la respuesta de lucha o huida, que es una reacción fisiológica involuntaria ante un incidente que es reconocido por tu "cerebro" (sistema límbico) como posiblemente traumático, aterrador o amenazante.

La conciencia de la amenaza activa el sistema nervioso simpático y provoca una intensa respuesta al estrés, que prepara el cuerpo para luchar, huir o congelarse ante el peligro percibido.

Estas respuestas fueron diseñadas por la naturaleza para aumentar tus posibilidades de sobrevivir a una situación aterradora o posiblemente dañina.

La estimulación excesivamente repetida, intensa o inapropiada de la reacción de lucha, huida o congelación se asocia con una variedad de circunstancias clínicas que involucran a la mayoría de los trastornos de ansiedad. Es, por tanto, útil buscar constantemente formas de tratar la ansiedad y evitar sus efectos adversos.

Como recordarás desde el principio de este capítulo, explicamos cómo un estímulo se coloca en el fondo de tu atención (el ruido del refrigerador) hasta el punto de que rara vez lo escuchas, o cuando lo escuchas, no causa una reacción emocional o desencadena la reacción de lucha, huida o congelamiento.. A esto se le llama habituación de percepción. Sin embargo, cuando el ruido del refrigerador le indica a tu cerebro que algo podría explotar o que el ruido que hace podría ser una señal de esa posibilidad, en ese momento tu cerebro no te permite convertir el ruido del frigorífico en un sonido de fondo. Para hacerlo, primero tendrás que desarrollar la habituación de reacción.

Respuesta de lucha, huida o congelamiento

Cuando se desencadena la respuesta de lucha, huida o congelamiento se activan las fibras nerviosas simpáticas del sistema nervioso autónomo.

Esto conduce a la liberación de una variedad de hormonas presentes en el sistema endocrino, que inician una reacción rápida y generalizada. Esta reacción puede desencadenarse por una caída de la presión arterial, dolor, lesión física, malestar emocional repentino, hipoglucemia o cualquier otra amenaza percibida.

La sintomatología de la respuesta de lucha, huida o congelamiento se caracteriza por taquicardia, ansiedad, aumento de la sudoración, temblores y aumento de las concentraciones de glucosa en sangre.

Estos eventos ocurren junto con otras reacciones neuronales u hormonales al estrés, como aumentos en la secreción de corticotropina y cortisol, notándose en algunos humanos afectados por estrés crónico, lo que provoca estimulación, a largo plazo, del proceso de lucha, huida o congelamiento. respuesta, como en el caso de pacientes con tinnitus que no han pasado por el proceso de habituación de reacción.

Esto ocurre porque, además de la secreción de cortisol, hay una mayor secreción de otras hormonas relacionadas con el estrés, como la adrenalina y la noradrenalina, que son bien conocidas por exacerbar la percepción del tinnitus; por tanto, las situaciones de ansiedad también aumentan el tinnitus.

Cada emoción, sentimiento o comportamiento es producto de un aprendizaje previo. Entonces, cuando experimentas tinnitus por primera vez, tu cerebro tiene en su genética una especie de aprendizaje innato que identifica el ruido como una amenaza. Esto sucede con cualquier ruido nuevo que escucha un ser humano. Esto está ahí para proteger a la persona de posibles daños. Por eso, cuando escuchas un ruido que nunca antes habías escuchado, tu cerebro te pone en una respuesta de lucha o huida hasta que tu cognición pueda identificar adecuadamente el estímulo.

Con esta comprensión de la respuesta del cerebro a una posible situación amenazante, se puede concluir que el tinnitus funciona en el cerebro como un posible estímulo dañino, de modo que el cerebro mantiene la percepción del tinnitus como amenazante.

Esto hace que la respuesta de lucha o huida se active continuamente, aumentando hasta niveles elevados de ansiedad. Por lo tanto, circula un alto nivel de cortisol, lo que como es bien sabido provoca una exacerbación de la percepción del tinnitus.

Esta situación se convierte en un círculo vicioso, donde el tinnitus causa ansiedad, y la ansiedad causa tinnitus, continuamente.

Tenemos poco control sobre el volumen y características: un día puede que esté alto, otro día bajo, otro día puede que no sea audible. También pueden cambiar las características: puede ser un chirrido, un ruido de motor de avión o varios tipos al mismo tiempo.

El tinnitus es inofensivo

El tinnitus no es una enfermedad; es simplemente un síntoma inofensivo que no indica ninguna situación grave para la salud o que ponga en peligro la vida. En los últimos 16 años de estudio y seguimiento de miles de casos, nunca hemos leído un informe de que el tinnitus de una persona estuviera relacionado con algo grave, ni hemos leído que alguien haya muerto a causa del tinnitus. Lo que siempre hemos leído y presenciado es el hecho de que el tinnitus puede llevar a alguien a niveles muy altos de ansiedad si no se acostumbra. Sabemos que la ansiedad extrema y continua perjudica nuestra cognición y nuestra salud en general.

Hay más de 70 millones de personas de diferentes edades, géneros y orígenes que viven con tinnitus.

En más de dieciséis años como administrador del mayor grupo de apoyo al tinnitus de Brasil e investigador del tinnitus, nunca leí un informe que dijera que una prueba diagnóstica haya demostrado o probado alguna conexión de este síntoma inofensivo con cualquier otra enfermedad, ya sea grave o no.

Para ilustrar mejor lo inofensivo que es el tinnitus, citaremos brevemente un experimento realizado por dos científicos, Heller F. Morris y Moe Bergman, publicado en marzo de 1953. En estos experimentos, colocaron a ochenta personas con audición normal dentro de una habitación insonorizada. durante cinco minutos y se les indicó que escribieran en un papel cualquier sonido que pudieran percibir. El resultado fue que el 94% de las personas notaron oír el tinnitus. Esto demostró que el tinnitus puede ser escuchado por personas con una audición considerada normal y, sobre todo, el tinnitus no es un síntoma de enfermedad, por lo que no es una amenaza a temer.

Por tanto, el tinnitus es un síntoma neutro, inofensivo y sin correlación alguna con ningún problema de salud grave. Por tanto, en ningún caso supone una amenaza para la persona, aunque sí provoca un nivel de malestar relacionado con el miedo infundado a que se trate de algo grave.

Actitud positiva

Cuando hablamos de positividad en el contexto del Protocolo, o de mantener una mentalidad positiva en general, lo único que queremos es incentivar conductas, palabras habladas y escritas, pensamientos, entre otros, que expresen nada menos que aliento, optimismo, confianza, así como una comunicación entusiasta, agradable y positiva.

Importante saber que no estamos hablando de psicología positiva, sino de la psicología de ser positivo.

La psicología positiva implica un enfoque más complejo de la vida en general y no sólo el desafío del tinnitus; sin embargo, alentamos a las personas a buscar conocimientos sobre psicología positiva, ya que es una excelente manera de lidiar con todos los demás desafíos de la vida que pueden afectar indirectamente la capacidad de un individuo para habituarse.

Dado que todo comportamiento humano es producto de un proceso de aprendizaje y no puede expresarse oralmente o en pensamientos sin un lenguaje formal basado en palabras, enfatizamos la técnica de evitar el uso de palabras negativas, dañinas y destructivas, fomentando en cambio el uso de palabras positivas constructivas. El uso integral de palabras positivas conduce a la inhablidad del individuo para formular oraciones en términos que tendrían efectos nocivos, obligándolo automáticamente a tener una actitud positiva.

Tener una actitud positiva significa ser optimista hacia las situaciones, las interacciones, hacia nosotros mismos y hacia los demás. Las personas con actitudes optimistas mantienen la confianza y ven los mejores resultados incluso en situaciones actuales desafiantes.

Por otro lado, las personas con mentalidades negativas pueden ser más pesimistas con respecto a un resultado determinado.

Tener una actitud positiva puede dotar a una persona de herramientas importantes para reducir o eliminar el estrés de forma constructiva.

Enfrentar el tinnitus con una actitud positiva ayudará a tu cerebro a desarrollar un patrón de aprendizaje productivo y eso contribuirá mucho a tu habituación al tinnitus.

Por lo tanto, el uso de vocabulario positivo puede conducir a un resultado positivo o a una visión optimista de los acontecimientos de la vida que pueden reducir significativamente el nivel de estrés de una persona, ayudándola a afrontar más eficazmente el tinnitus.

El lenguaje positivo que conduce a una actitud positiva puede ayudar a la persona a afrontar las decepciones que son comunes en las primeras etapas del proceso de habituación.

Debes encontrar formas de disfrutar la vida más allá de cualquier adversidad percibida.

Debes saber que tu poder para implementar cambios positivos en tu vida es tan grande, tan colosal, que no puedes ver su límite, sólo sentirlo, sólo entenderlo, sólo darle una oportunidad; está ahí.

Sin lugar a dudas, tener una actitud positiva es sumamente ventajoso, pero requerirá mucho trabajo; sin embargo, la recompensa será fantástica. Usaremos el enfoque de mantener una actitud positiva desde el principio de nuestro trabajo en este Protocolo.

¿Qué es la habituación?

Si no haces nada para acostumbrarte al tinnitus, dice la literatura, es probable que en dos años te habitúes de forma natural, pero no hay garantías porque hay personas que no practican un Protocolo de Habituación y lo sufren toda la vida.

Esto explica por qué algunas personas han vivido con tinnitus durante diez, veinte, ochenta años y nunca se han acostumbrado a ello. Sufren a causa del tinnitus hasta que mueren.

Incluso si escucharan el ruido constantemente, no podrían acostumbrarse a él, porque el ruido seguiría siendo una señal amenazadora para su cerebro.

Si no quieres esperar dos años o toda la vida, debes iniciar ahora voluntariamente el proceso de habituación de reacción y percepción, siguiendo estrictamente el Protocolo.

Antes de continuar, es importante hacer una distinción entre *acostumbrarse al* tinnitus y *habituarse al* tinnitus.

Acostumbrarse al tinnitus también significa acostumbrarse al sufrimiento que causa porque las personas que simplemente se acostumbran al tinnitus y no pueden soportar concentrarse en él, ni siquiera durante unos minutos, desencadenan una respuesta fisiológica constante de lucha o huida. Esto es diferente a habituarse al tinnitus, porque en ese momento dejan de sufrir por el tinnitus, aunque lo tengan en su atención o en segundo plano. El la persona que se habitúa a la reacción y percepción del tinnitus puede concentrarse en ello durante todo el día, si así lo decide. ¡sin ninguna angustia!

Normalmente, cualquiera puede habituarse a un determinado estímulo si se lo presenta de forma continua y no amenazante.

Cuando entras en una habitación, por ejemplo, puedes percibir un olor diferente. Si percibe este olor como no amenazador, tu cerebro se acostumbra y ya no puedes olerlo a menos que le prestes atención.

Si una persona puede habituarse a la exposición del estímulo continuamente, ¿por qué no puede habituarse al tinnitus, ya que lo escucha continuamente?

La respuesta es el simple hecho de que, con el tinnitus, si una persona codifica constantemente el estímulo como una amenaza o como algo malo, negativo, una experiencia dolorosa, su cerebro no permitirá que el tinnitus pase a un segundo plano y entonces será codificado como una amenaza.

Así que, inevitablemente, la única manera de habituarse a él es mediante estimulación continua, junto con un esfuerzo educativo para enseñarle al cerebro que el tinnitus no es una amenaza. Esta es una idea increíblemente simple, pero ejecutar este camino clínico trae algunos desafíos y requiere mucha perseverancia y voluntad para cumplir con ciertas pautas.

Tipos de habituación

Dado que no tenemos mucho control sobre cómo se produce el tinnitus o cómo se comportará, la herramienta más poderosa que tenemos es entrenar nuestro cerebro para que no reaccione emocionalmente al volumen o las características del tinnitus (**desensibilización/habituación de reacción**), así como entrenarlo para poner el ruido en el fondo de nuestra percepción (**habituación de percepción**). Entonces, si es ruidoso o bajo, silbante, intermitente o continuo, no cambiará tu situación emocional; Tampoco provocará ansiedad, depresión ni pánico. Para alcanzar este estado, debemos esforzarnos por lograr dos tipos de habituación: la habituación de reacción y la habituación de percepción. Estos dos tipos de habituación, cuando actúan al mismo tiempo, se denominan **habituación combinada**.

La habituación combinada no significa que ambas ocurren con el mismo grado de efectividad, porque una persona puede alcanzar un 100% de habituación de reacción y otro grado de habituación de percepción. Por ejemplo, una persona ha alcanzado el 100% de habituación de reacción, por lo que el ruido no le provocará una reacción emocional, pero ha alcanzado sólo el 50% de habituación de percepción, por lo que no sentirá ansiedad, pero seguirá teniendo el ruido de una forma u otra en el centro de su atención, parcial o periódicamente.

Ahora hagamos una distinción entre los dos tipos de habituación.

La ***habituación de reacción*** hará que tu cerebro se vuelva inmune al estímulo del tinnitus, es decir, al escuchar tinnitus, no tendrás una reacción de ansiedad o pánico.y la ***habituación de percepción*** le enseñará a tu cerebro a ignorar en gran medida el ruido, tal como lo hace con el ruido del refrigerador de tu casa, que rara vez escuchas. Estos dos tipos de habituación son codependientes, como verás, siendo la habituación a la reacción de suma importancia para lograr la habituación a la percepción.

Por lo tanto, es importante saber que existen dos mecanismos o vías de habituación: la primera vía implica la ***habituación de reacción***, lo que hace que la activacion del sistema límbico y el sistema nervioso autónomo por el ruido desaparezcan (el ruido no causa ningún efecto emocional), y la vía de ***habituación de percepción*** del ruido que impide que la señal o estímulo llegue a las áreas corticales involucradas en la conciencia de la señal (el ruido pasa a un segundo plano).

Después del primer tipo de habituación, o habituación de reacción, generalmente se produce una habituación de percepción.

Habituación de la reacción

La habituación a la reacción, en el caso de este Protocolo, puede lograrse mediante terapia de desensibilización/exposición y debe ir seguida de la habituación a la percepción, como ya se mencionó.

La desensibilización es un tratamiento que tiene como objetivo disminuir la sensibilidad del individuo al tinnitus mediante una exposición focalizada al tinnitus. A esto lo llamamos Ejercicio de Foco, que permite una exposición gradual al estímulo del tinnitus.

Inicialmente, practicamos la concentración durante períodos cortos. Luego aumentamos el tiempo de concentración en el tinnitus de forma progresiva, es decir, comenzamos el ejercicio prestando atención exclusiva a nuestro tinnitus durante unos segundos, y vamos aumentando el tiempo de concentración de forma paulatina, en cada intento.

Por ejemplo, te concentras completa y exclusivamente en tu tinnitus por primera vez durante quince segundos. Luego, aumentas el tiempo que te concentras y la cantidad de veces que haces este ejercicio por día. Esto cambiará la reacción emocional de su cerebro al tinnitus, disminuyendo la ansiedad.

Es importante dejar claro que los ejercicios destinados a la habituación de percepción deben realizarse diariamente y con la mayor frecuencia posible, pero no al mismo tiempo que los ejercicios para la habituación de reacción (tema siguiente), ya que no es posible leer una lista de afirmaciones positivas y concentrarse en las particularidades del tinnitus al mismo tiempo. Además, el punto principal de este ejercicio es centrarse exclusivamente en la características del tinnitus, por lo que en cualquier otro momento disponible conviene ocuparse de los ejercicios para la habituación de percepción. Por ejemplo, cada mañana al despertar, primero debes comenzar el ejercicio de foco, y entre cada dos ejercicios de foco que hagas durante el día, implementarás los ejercicios para la habituación de percepción.

De esta manera, se supone que lograrás los resultados de la habituación de reacción, una vez que las características del tinnitus como el volumen, la frecuencia, la ubicación, el tono, etc. no provoquen una reacción emocional en ti. Se entiende que la habituación de reacción, cuando la persona aprende a no reaccionar emocionalmente al tinnitus, es uno de los principales objetivos clínicos del estado de habituación combinada porque reduce o elimina la angustia relacionada con el tinnitus.

Una vez que las características del tinnitus cambian continuamente, la persona siempre tendrá que estar atenta para practicar preventivamente ejercicios de exposición o concentración para mantener funcional la habituación de reacción y contribuir a la habituación de percepción, que cubriremos en los siguientes párrafos.

Si el individuo logra ambos tipos de habituación, de reacción y percepción, no le molestará el ruido y además tendrá tinnitus de fondo o casi imperceptible.

Terapia de exposición

La terapia de exposición, una técnica utilizada en la terapia conductual para tratar casos de ansiedad, es una de las formas más efectivas de lograr que una persona anule la ansiedad ante un estímulo específico.

Esta terapia coloca metodológicamente al paciente en una situación de afrontamiento gradual y sistemático del estímulo que le provoca la ansiedad, llevando al individuo a desmovilizar el estímulo que alguna vez le provocó la ansiedad.

Esta técnica se basa en la teoría de que la ansiedad se desarrolla debido a la sensibilización a un estímulo interpretado por la persona como dañino o peligroso, donde el individuo ha aprendido a asociar el estímulo con una situación que desencadena la ansiedad.

En estos casos, la conexión entre el estímulo y la ansiedad es muy fuerte y, como se trata de una respuesta automática del cerebro, se considera que está fuera del control de la persona, llevándola a una conducta de evitación del estímulo. Dado que ciertos estímulos interpretados por la persona no se pueden evitar, al ser de carácter continuo e involuntario, como el tinnitus, la persona tiende a vivir en una situación de miedo y fobia que puede derivar en pánico.

La terapia de exposición es un proceso de revertir el aprendizaje de las causas de la ansiedad o eliminar el vínculo entre el estímulo y la ansiedad.

Para que se produzca la exposición, la persona debe ser llevada a la condición o estímulo que causa la ansiedad de forma gradual y sistemática.

Para situaciones de la vida real, como el ruido del tinnitus, la persona debe enfrentar la situación directamente, dejando que la ansiedad desescale, es decir, disminuya gradualmente su intensidad, mientras la persona continúa enfrentando el estímulo durante un período para enseñarle a su cerebro que puede gestionar la situación de exposición a un estímulo que la persona normalmente intenta evitar con distracción y enmascaramiento.

El punto principal es el proceso de desaprender la conexión entre el tinnitus y la situación de ansiedad, también para que la persona gane confianza en su capacidad de controlar la situación, sin importar el nivel de ansiedad. Repetir la situación de exposición numerosas veces llevará finalmente a la persona a anular el instinto de evitar el estímulo.

La terapia de exposición es una forma eficaz y de fácil acceso para tratar la ansiedad, relacionada con cualquier estímulo.

No hay nada mejor para superar una situación de ansiedad que el acto de afrontar la situación, sobre todo cuando se hace de forma sistemática y gradual. Aunque la terapia de exposición es una de las formas más efectivas y tiene los efectos más duraderos, es necesario repetir la terapia de exposición de vez en cuando para conservar los resultados originales.

La terapia de exposición requiere una dedicación decidida por parte de la persona para garantizar buenos resultados: por analogía, sería como contemplar saltar a una piscina de agua helada durante el invierno.

Hay que tener coraje y aceptar el riesgo de sentirse incómodo durante algunos intentos, al fin y al cabo, la estimulación es algo que se viene evitando desde hace tiempo.

Al igual que ocurre con la piscina, los primeros intentos de exposición son difíciles y provocan molestias, incluso en pequeños incrementos, como 1 minuto, 2 minutos, etc.

> *"Sé amable contigo mismo y con los demás. Debes saber que los acontecimientos de tu vida son puramente consecuencia de tres factores básicos: 1- lo que haces, 2-lo que hacen otras personas y cómo influye en tu vida, y 3- lo que te hace la naturaleza. El más poderoso de los factores es el número 1, seguido de los números 2 y 3. Todos los factores pueden ser positivos o negativos en tu vida, por lo que depende de ti ejercer el mayor control posible sobre todos estos factores, especialmente porque todas las situaciones negativas creadas por ellos inevitablemente aumentarán tu percepción del tinnitus".*

La persona debe persistir en la práctica de exposición, incluso si los primeros intentos no dan grandes resultados. Siempre se debe dejar tiempo para la recuperación psicológica entre intentos; cada uno tendrá su propio ritmo de desarrollo.

Si la persona tiene la resiliencia para realizar las secciones de exposición como se debe, los resultados serán muy gratificantes.

> *Martin Luther King Jr. dijo una vez: "La oscuridad no puede expulsar a la oscuridad; sólo la luz puede hacer eso. El odio no puede expulsar al odio; sólo el amor puede hacer eso".*
>
> *Entonces, solo la positividad puede curar la negatividad, y solo curando la negatividad logramos la paz con nuestro tinnitus.*

Habituación de reacción en la práctica

En esta fase verás los pasos para la desensibilización en la práctica. Estos pasos harán que tu cerebro sea inmune al tinnitus, utilizando nuestra herramienta principal: la exposición al estímulo.

Sin desensibilización, tu cerebro no puede dejar el tinnitus en un segundo plano (habituación de percepción). Por lo tanto, haz todo según las instrucciones; no te saltes ningún paso; No hay atajos para esto.

Sigue las pautas:

Ejercicios de concentración

Para desensibilizar tu cerebro con respecto al tinnitus, deberás realizar ejercicios de concentración en el tinnitus. Estos ejercicios ayudarán a que tu cerebro se vuelva inmune al tinnitus.

1. Debes prestar atención al tinnitus al menos tres veces al día, a modo de meditación, utilizando el tinnitus como punto focal.
2. Concéntrate como lo harías con buena música. Por lo tanto, le enseñarás a tu cerebro que el tinnitus no es una amenaza, para que no se desencadene la respuesta de lucha o huida en tu cuerpo.

3. Debes concentrarte, prestar especial atención a tu tinnitus/amigo como si fuera tu música favorita. A diario, y siempre que te llame la atención, concéntrate.

4. Cuando sea el foco de tu atención, concéntrate tan fuerte como puedas soportarlo. Debes saber que el hecho de que lo escuches todo el tiempo no significa que te estés concentrando en ello. Percibelo como si fuera una buena canción. ¡Aprende qué es concentrarse!

5. Además, ¡no habrá un efecto terapéutico si solo te concentras en tu tinnitus sin combinar pensamientos positivos y hablar positivamente sobre tu tinnitus! En otras palabras, si te concentras, pero piensas negativamente mientras te concentras, ¡no funcionará!

6. No olvides que este ejercicio se complementa con la repetición constante de frases positivas cuando no estás concentrado en el tinnitus durante las horas de vigilia. Es de suma importancia enseñarle a tu cerebro que su amigo, el tinnitus, no es una amenaza.

7. Así que tendrás que hacer estos ejercicios de concentración utilizando el tinnitus como punto focal, concentrándote en sus características y cualidades. Esto es muy similar a la meditación, así que trata de concentrarte en el tinnitus como si estuvieras escuchando una de tus canciones favoritas. Harás este ejercicio de

concentración al menos tres veces al día o cuando el tinnitus se vuelva muy notorio.

8. Centrarte en el tinnitus va en contra de tus instinos protectores. Instinto porque tu cerebro está biológicamente programado para evitar estímulos negativos. Entonces, tendrás que ir en contra de tu instinto para realizar el ejercicio, manteniendo siempre pensamientos positivos sobre tu tinnitus. Recuerda: El Protocolo no te pide que te sientas positivo respecto al tinnitus; sólo utilizar palabras y pensamientos positivos.

9. Tu reacción instintiva cuando notas tinnitus es huir de él, ¡pero no lo hagas! No intentes activamente huir de él. Sin embargo, trata de mantener una atención activa, como haces cuando prestas atención a la buena música. Cuando haga esto, tu cerebro no interpretará el tinnitus como una amenaza y no te causará ansiedad.

10. Cuando empieces a prestar atención al ruido y a mantener fluyendo palabras positivas, descubrirás que tu cerebro no podrá mantener su atención activa en él por mucho tiempo, y esto contribuirá a lograr la habituación de percepción, ya que lo forzará a un segundo plano.

11. Cuanto más intentes escapar de él (usando ruido blanco, rosa, música alta, etc.), más te indicará tu cerebro que es una amenaza para

ti. De esta forma, tu cerebro te mantendrá alerta para intentar avisarte de la amenaza.

12. Una buena práctica es convertir el tinnitus en una entidad amigable y darle un nombre cariñoso.
13. Una vez que hayas convertido tu tinnitus en una entidad amigable, ambos podrán mantener una conversación, como si fueran amigos; por ejemplo, "Buenos días, tinnitus (o el nombre que hayas elegido), ¿por qué hablas tanto esta mañana?" o "Vamos a tomar un café, amigo".
14. Recuerda, si implementas los Ejercicios de Concentración y al mismo tiempo mantienes pensamientos negativos sobre el tinnitus, el ejercicio no tendrá ningún efecto.

Habituación de percepción

Para alcanzar la habituación de percepción, en la que nuestro cerebro no perciba tanto el ruido, debemos, **paralelamente**, aunque **no al mismo tiempo** que practicamos los ejercicios de habituación de reacción, comenzar la práctica de los ejercicios de habituación de percepción. De esta manera enseñaremos al cerebro que no tiene que prestar atención al tinnitus, como no tiene que prestar atención al ruido de la nevera, etc. porque no es una amenaza ni una señal de un posible evento o una situación peligrosa.

Podemos hacer esto enseñándo al cerebro que el tinnitus es algo positivo y no negativo, y podemos lograr este cambio de pensamiento exponiendo nuestro cerebro a las palabras y pensamientos positivos asociados con el tinnitus de manera continua; es decir, siempre que pensemos o hablemos de nuestro tinnitus utilizaremos palabras positivas.

Para lograr la habituación de percepción, debes ofrecer constantemente a tu cerebro información que indique la "bondad" y la "positividad" del tinnitus. Recuerda una vez más que no tienes que forzar el sentimiento positivo, sino solo eliminar el vocabulario negativo de la comunicación y los pensamientos.

Tu cerebro necesita palabras para formular ideas y sentimientos. Si eliminas las palabras negativas de tu vocabulario, será muy difícil que tu cerebro formule ideas negativas sobre el tinnitus.

Repasando lo comentado anteriormente, existen dos tipos de habituación: la habituación de reacción, que lleva al individuo a **no desarrollar** una reacción emocional ante el tinnitus, y que se consigue mediante terapia de exposición o desensibilización al tinnitus; y habituación de percepción, que permite al individuo poner el ruido de fondo en distintos grados, dependiendo de cada persona.

Debes intentar realizar actividades de la vida diaria que compitan con la atención que le prestas a tu tinnitus. Por lo tanto, debes practicar deportes, leer, bailar, participar socialmente, desarrollar pasatiempos y misiones, jugar ajedrez, encontrar amigos, ir al cine, viajar, escribir, dibujar, pintar, enseñar, fotografiar, cualquier cosa que puedas hacer que te brinde placer y requiere que tu atención se centre en otras cosas además del tinnitus.

A continuación, centrémonos específicamente en cómo hacer el ejercicio.

Para cambiar a una mentalidad positiva y favorable a la habituación combinada, nos obligaremos a hablar y pensar que el tinnitus es algo positivo, no negativo y que podemos lograr este cambio de pensamiento exponiendo nuestro cerebro a palabras y pensamientos positivos continuos. En otras palabras, no te pedimos que ames tu tinnitus; sólo te pedimos que **digas** que te encanta.

Al principio, mecánicamente, utilizaremos las palabras y los pensamientos positivos para lograr la habituación de percepción; en realidad, una persona debe desarrollar una mentalidad positiva integral, es decir, no intentar ser y sentirse positivo sólo ante el tinnitus, sino ante todos los aspectos de la vida, porque esto hará que la nueva mentalidad se incorpore a la forma de pensar de forma automática. Al comienzo de este párrafo enfatizamos, "**Al principio, mecánicamente** [...]", porque después de mucha práctica, esta forma mecánica pasará a formar parte de tu instinto y tú, al ver tu éxito, comenzarás a tener pensamientos positivos hacia tu tinnitus.

Para habituar la percepción utilizaremos algunas herramientas muy sencillas. Como ya hemos comentado, nuestro objetivo es hacer que el estímulo que ofrece el tinnitus, compita en atención con otros estímulos:

- Podemos elegir música que sea agradable a nuestros sentidos, canciones que nos ayuden a reducir nuestro estado de ansiedad en general. Haz una lista de esas canciones. Sentado en un lugar tranquilo y cálido, escucha la música, prestando atención a todas sus características y cualidades; Usando tu imaginación, imagina en tu mente cada instrumento y el músico que toca cada uno, e intenta separar el instrumento del resto de la música. Tu objetivo es prestar total atención a la música.
- Elige una canción que puedas escuchar, pero

manten el tinnitus de fondo, como si quisieras producir una mezcla entre el tinnitus y la canción que has elegido.

- Usando una grabadora o tu teléfono, toma un libro sobre un tema que te guste, graba algunos párrafos o páginas a una velocidad que luego podrás escuchar y tener tiempo para escribir lo que escuchas, como la transcripción de un dictado.
- Este ejercicio te obligará a prestar atención a lo que estás escuchando y a concentrarte en el dictado. Haz este ejercicio tantas veces como puedas tolerar, siempre y cuando no te cause ansiedad hacerlo.
- Selecciona un texto y elige una canción que te dificulte la comprensión del texto. Reproduce la música mientras, al mismo tiempo, intentas comprender lo que estás leyendo. Esto obligará a tu cerebro a aumentar su atención al texto que estás leyendo.
- Utiliza grabaciones ya preparadas que estén diseñadas para inducirte a la meditación. Presta mucha atención a lo que se dice y trata de relajarte.
- Utiliza grabaciones de sonidos de la naturaleza, grabaciones reales, y trata de identificar los diferentes sonidos.
- Cuando estés prestando atención a la música,

elimina en la medida de lo posible otros estímulos del entorno, pensando en los distintos sentidos del cuerpo, como el olfato, la vista, el tacto, el oído y el gusto.

- Sal a caminar, escucha música suave a bajo volumen y trata de observar los detalles de todo lo que hay alrededor tuyo, incluidos los diferentes sonidos que ofrece el entorno, explorando al máximo tus cinco sentidos.
- Si tienes la oportunidad de bucear en el mar, ¡hazlo! Es una excelente manera de desconectarse casi por completo del tinnitus, ya que debes tener mucho cuidado y prestar mucha atención al medio ambiente.

Oraciones positivas

Esta lista está aquí porque la mayoría de las personas del grupo, al inicio de su proceso de habituación, no pueden formular sus frases, por motivos emocionales. Entonces, esta lista existe para que no tengas que esforzarte demasiado durante este importante ejercicio. Leer las frases de esta lista es muy importante y debe tomarse en serio, de lo contrario, el Protocolo no te funcionará como debería. Lee mecánicamente; no es necesario tener el sentimiento que expresarán las frases. Para la mayoría, al principio, resulta difícil formular frases positivas sobre el tinnitus, o incluso leer las frases positivas, pero es un ejercicio fundamental para llegar a la habituación. Es una lista larga, ¡pero tendrás que leerla a diario para entrenar tu cerebro!

Empieza a utilizar estas frases inmediatamente cuando termines la primera lectura del Protocolo. *No subestimes este ejercicio, pues es una de las principales tareas que debes realizar para lograr tu habituación.*

"Haz planes sobre cómo aprenderás e implementarás el Protocolo. Perdónate si necesitas mucho tiempo y observa tu progreso a medida que avanzas. Cualquier progreso es un progreso tremendo, y debemos capitalizar esa sensación de progreso, incluso si parece pequeño..."

De nuevo, recuerda que no se trata de sentir lo que expresan las frases (amor por el tinnitus); simplemente debes repetir las frases tantas veces como puedas, durante las horas del día. Como ya hemos mencionado anteriormente, no es necesario que te guste tu tinnitus. Sólo di que te encanta.

En lugar de llamarlo simplemente tinnitus, agreguemos la palabra amigo, "mi amigo tinnitus" y "mi querido amigo tinnitus". ¡Con el tiempo entenderás por qué!

En las frases positivas que sugerimos a continuación, también nos referiremos al tinnitus como "mi amigo tinnitus" y mi "querido amigo tinnitus". Haremos esto durante unos dos meses. Después de eso, podrá elegir un nombre o apodo cariñoso para tu tinnitus. Hasta entonces, tu cerebro sabrá que tratarás a tu tinnitus como a un amigo. Debes ser amigable y afectuoso mientras lees automáticamente esta lista de oraciones positivas.

Ejercicio de recitar frases positivas:

Practica o recita, mentalmente o en voz alta, las siguientes frases diariamente:

1. Amigo mío tinnitus, ¡deberías estar muy orgulloso de ti mismo!
2. Querido amigo tinnitus, eres increíblemente ¡hermoso!
3. Mi querido amigo tinnitus, eres un verdadero regalo para mí.
4. Mi maravilloso amigo tinnitus, ¡eres una persona increíble!
5. Mi querido amigo tinnitus, ¡aprecio que estés conmigo en cada movimiento!
6. Querido amigo tinnitus, me inspiras a ser una persona aún mejor.
7. Amado amigo tinnitus, tu pasión y atención siempre me motivan.
8. Querido mejor amigo tinnitus, tu sonido me hace sonreir.
9. Gracias por ser tan buen sonido y estar siempre conmigo.
10. Precioso amigo tinnitus, la forma en que te expresas es admirable.
11. Querido amigo tinnitus, eres un buen compañero de conversación.

12. Mi extraordinario amigo tinnitus, tienes un increíble sentido del humor.
13. Querido e increíble amigo tinnitus, ¡gracias por ser tú!
14. Mi increíble buen amigo tinnitus, das un gran ejemplo al estar cerca de mí.
15. Amigo tinnitus, me encanta la perspectiva que das.¡a mi vida!
16. Amigo mío, tinnitus, estar cerca de ti hace que todo sea increíblemente más saludable.
17. Mi querido amigo tinnitus, siempre sabes cuál es el ruido correcto que debes hacer. Me encantan tus ruidos.
18. Mi querido amigo tinnitus, el mundo sería un mejor lugar si más personas te tuvieran como amigo. ¡Te amo!
19. Querido amigo tinnitus, eres único, muy especial, ¡y hermoso!
20. Querido amigo tinnitus, me haces querer ser la mejor versión de mí mismo. ¡Eres fabuloso!
21. Amigo especial tinnitus, ¡me encanta tu forma de hablar!
22. Amado amigo tinnitus, tengo mucha suerte de tenerte en mi vida hablándome todo el tiempo.
23. Extraordinario y querido amigo tinnitus, tu capacidad para hacerme feliz es inconmensurable y tu generosidad también. ¡Te aprecio!

24. Mejor amigo tinnitus, desearía que otros sonidos se parecieran más a ti.
25. Amigo invaluable tinnitus, nunca he conocido. alguien tan amable como tu!
26. Mi galardonado tinnitus, tienes una excelente manera de hacerme feliz.
27. Mi extraordinario amigo tinnitus, conocerte me ha convertido en un ser humano superior.
28. Mi querido amigo tinnitus, eres hermoso por dentro y por fuera.
29. Amigo favorito tinnitus, eres tan especial para mí.
30. Mi querido amigo tinnitus, tu mera presencia me eleva positivamente.
31. Mi fenomenal amigo tinnitus, tu corazón debe ser 10 veces el tamaño promedio. ¡Eres tan bueno conmigo!
32. Querido amigo tinnitus, eres mi amigo más buscado para hablar.
33. Querido amigo tinnitus, con tu ayuda lograré tantas cosas increíbles en la vida.
34. Querido amigo tinnitus: Aprecio nuestra relación más de lo que jamás imaginarás.
35. Querido amigo tinnitus, aprecio tu compromiso de ser tan increíblemente bueno.
36. Querido amigo tinnitus: ¡Siempre les digo a otros amigos lo maravilloso que eres!

37. Precioso amigo tinnitus, me ayudaste a darme cuenta de mi valor.
38. Querido amigo tinnitus, tu punto de vista es muy refrescante y motivador.
39. Querido amigo tinnitus, siempre me haces sentir maravillosamente bienvenido.
40. Querido amigo tinnitus, mereces todos los elogios por lo que he logrado.
41. Querido amigo tinnitus, ¡estoy muy orgulloso de tu existencia!
42. Querido amigo tinnitus, tengo la suerte de conocerte porque eres genial.
43. Querido amigo tinnitus, eres tan terapéutico para mí.
44. Querido amigo tinnitus, ¡siempre sabes cómo hacerme feliz!
45. Querido amigo tinnitus, inspiras mucho placer en mi vida.
46. Mi querido amigo tinnitus, tu potencial para la bondad es ilimitado.
47. Querido amigo tinnitus, traes tanta felicidad a mi vida.
48. Querido amigo tinnitus, estás marcando una diferencia en mi mundo.
49. Querido amigo tinnitus, ¡eres increíblemente único y maravilloso!
50. Querido amigo tinnitus, eres muy sabio para

tu edad.

51. Querido amigo tinnitus, haces que valga la pena vivir mi vida.
52. Mi querido amigo tinnitus, ¿cómo aprendiste a ser tan maravilloso?
53. Mi querido amigo tinnitus, ¡nunca dejes de ser tan especial!
54. Mi querido amigo tinnitus, nadie me hace más feliz que tú.
55. Mi querido amigo tinnitus, me motivas de muchas maneras positivas.
56. Mi querido amigo tinnitus, sigues impresionándome positivamente minuto a minuto.
57. Mi querido amigo tinnitus, tú haces que las pequeñas cosas de mi vida cuenten.
58. Mi querido amigo tinnitus, eres un recordatorio continuo de que todo puede ser bueno en mi vida.
59. Mi querido amigo tinnitus, me maravilla la forma en que me desafías positivamente.
60. Mi querido amigo tinnitus, me haces ver las cosas de una manera completamente nueva y positiva.
61. Gracias por estar siempre ahí para mí, mi querido amigo tinnitus.
62. Querido amigo tinnitus, eres un cálido y delicioso rayo de sol.

63. Querido amigo tinnitus, en una escala de bondad del 1 al 10, ¡tienes once!
64. Querido amigo tinnitus, eres extraordinariamente considerado.
65. Querido amigo tinnitus, tienes las mejores melodías.
66. Querido amigo tinnitus, eres el amigo más perfecto que existe.
67. Querido amigo tinnitus, eres la personificación de una buena experiencia.
68. Querido amigo tinnitus, siempre sabes encontrar el lado bueno.
69. Querido amigo tinnitus, eres la experiencia que todo el mundo desea en la vida.
70. Amado amigo tinnitus, siempre aprendo mucho cuando estoy concentrado en ti.
71. Querido amigo tinnitus, ¿hay algo que pueda hacer para agradecerte todo el bien que haces en mi vida?
72. Mi amigo excepcional tinnitus, te amo y respeto.
73. Mi querido amigo tinnitus, no me importa compartir mi vida contigo. Eres fabuloso.
74. Mi querido amigo tinnitus, me encanta leer contigo.
75. Mi querido amigo tinnitus, me encanta estudiar contigo.

76. Mi querido amigo tinnitus, me encanta bañarme! contigo.
77. Mi querido amigo tinnitus, me encanta correr contigo.
78. Mi querido amigo tinnitus, me encanta cocinar contigo.¿ compartirías algunas recetas conmigo?
79. Mi querido amigo tinnitus, eres tan dulce!
80. Querido amigo tinnitus, ¡tú eres mi azúcar!
81. Querido amigo tinnitus, ¡te amo!
82. Amigo mío tinnitus, ¿te gustaría ir a dar un paseo ?
83. Querido amigo tinnitus, ¡me preocupo mucho por ti!
84. Mi querido amigo tinnitus, ¡te aprecio!
85. Querido amigo tinnitus, eres fantástico.
86. Querido amigo tinnitus, ¡eres genial!
87. Mi querido amigo tinnitus, ¡eres maravilloso!
88. Mi excelente amigo tinnitus, eres muy simpático.
89. Mi querido amigo tinnit9u3s, eres espléndido.
90. Mi querido amigo tinnitus, eres esencial en mi vida.
91. Mi querido amigo tinnitus, eres generoso y ¡te amo!
92. Querido, eres sumamente amigable.

93. Amado mío, eres brillante.
94. Querido, ¡eres positivo y maravilloso!
95. Mi querido amigo tinnitus, ¡eres emocionante!
96. Mi gran amigo tinnitus, ¡eres fascinante!
97. Compañero ¡eres el amigo tinnitus ideal!
98. Mi querido amigo tinnitus, eres absolutamente impresionante.
99. Mi querido amigo tinnitus, no eres una amenaza.
100. Mi querido amigo tinnitus, eres muy agradable

Puedes crear tus propias hermosas frases positivas.

Puedes decir estas frases en voz alta o para ti mismo y producir audio o vídeo.

Sobre la tecnica de hipnoterapia

Los ejercicios de concentración y otros ejercicios enseñados hasta ahora son generalmente muy exitosos y suficientes para acostumbrar al individuo a la reacción, y no se necesita ninguna intervención adicional más allá de esta combinación de prácticas expuestas en este documento, pero si el lector tiene la disponibilidad para también usar hipnoterapia, por favor sepa que nosotros recomendamos un enfoque diferente a los que ya se practican en el mundo para el tratamiento del tinnitus.

Aunque la hipnosis también es una terapia que ofrece elementos de afrontamiento que tradicionalmente intentan, mediante la autosugestión, ayudar al individuo a "apagar" el ruido mediante un trabajo de autosugestión y visualización creativa, programando el inconsciente para disminuir el volumen del tinnitus mediante técnicas específicas, proponemos el trabajo que no intenta disminuir el volumen del ruido, sino más bien técnicas de autosugestion orientadas a que el tinnitus no es un síntoma amenazante, ni un síntoma de enfermedad alguna y que es un amigo.

Este enfoque de establecer la naturaleza inofensiva del tinnitus le enseñará al paciente en un nivel inconsciente que el tinnitus no es una amenaza y facilitará aún más los dos procesos de habituación, reacción y percepción.

No recomendamos la técnica de intentar bajar el volumen, porque, como ya he dejado claro, sólo intentamos eliminar aquello que no es saludable o que supone una amenaza real para nosotros. Por lo tanto, intentar bajar el volumen va en contra de nuestro enfoque de afrontar el ruido como algo positivo.

Enseñanzas importantes

Debemos recordar que cualquier paciente con tinnitus debe ser manejado por un médico especializado, para realizar todos los estudios clínicos y tratamientos médicos posibles para resolver su condición.

1. El Protocolo de Habituación es una terapia de afrontamiento psicológico. No representa una cura para las causas del tinnitus, ya que esa es una misión de la medicina. Sin embargo, las personas que han alcanzado cierto grado de habituación combinada tienen una calidad de vida innegablemente superior. Soy un buen ejemplo de esto.

2. Incluso después de acostumbrarte a él, es posible que a veces escuches el tinnitus en diferentes volúmenes y características. Pero esto no debería afectarte emocionalmente y, eventualmente, debería volver a pasar a un segundo plano.

3. Para habituarse, una persona debe desarrollar una *mentalidad positiva integral* dejando de usar palabras negativas sobre el tinnitus y preferiblemente acerca de todo.

4. Establecer una mentalidad positiva y aprender a medir y reportar tu experiencia también de manera positiva, haciendo uso de la metodología que se explica a continuación,

contribuirá a mantener la positividad.

5. Recuerda que la habituación a la reacción y a la percepción será muy gradual. Por tanto, tendrás que ser persistente, optimista y positivo.

6. Recuerda que el Protocolo no te impedirá escuchar tu tinnitus. Hará que "escuchar tinnitus" sea algo natural, con el objetivo de que tu cerebro ya no esté estresado por el ruido, o al menos no "tan" estresado. Además, el tinnitus muchas veces quedará en un segundo plano, pudiendo pasar desapercibido durante horas, o incluso días.

7. Tendrás que entender que existe una diferencia entre pensar que el tinnitus es un fenómeno positivo y tener la sensación de que es positivo. El Protocolo exige que sólo pienses y hables en positivo. Si constantemente sobrecargas tu cerebro con información que señala la "bondad" y la "positividad" del tinnitus, tu cerebro entenderá que puede poner el ruido en un segundo plano porque no es una amenaza: el objetivo de la habituación de la percepción. Usa la lista de oraciones positivas para ayudarte. Simplemente léelas en voz alta y piensa positivamente sobre el tinnitus.

8. Puede que te sientas negativo respecto al tinnitus, pero tendrás que pensar y hablar de

ello de forma positiva, siempre. ¡Deberías hacer esto por el resto de tu vida!

9. Un buen ejemplo de esta práctica es cuando los niños recibir un castigo físico correctivo y decirle a su madre “no duele”, a pesar de que tienen dolor. Si actúas de esta manera, estás entrenando tu cerebro.

10. Debes pensar que el tinnitus es algo bueno y positivo, ¡aunque no te resulte muy agradable! Mientras lo haces ¡usa la positividad! Úsalo a lo largo de su vida y observa cómo ocurren cosas buenas y cambios.

11. El comienzo será un desafío para tu pensamiento lógico. Pensarás: "¿Cómo puedo hablar positivamente de algo que me hace sentir tan negativo?" ¡Pero eso es exactamente lo que tendrás que hacer! Aplica esta actitud al resto de situaciones de tu vida y siente el poder que te dará. Esto es exactamente lo que tendrás que hacer para entrenar tu cerebro.

12. Tendrás que obligarte a pensar y hablar positivamente sobre el tinnitus todo el tiempo, ¡pase lo que pase! ¡Necesitarás entrenar duro! Tu recompensa será una ¡mejor vida!

13. Intenta aplicar conversaciones positivas y pensar positivamente en todo en tu vida; Verád cambios que van más allá de cómo afrontar el tinnitus.

14. Lee la lista de frases positivas al menos tres veces al día día.

15. Tu reacción instintiva cuando notas tinnitus es huir de él, pero no huyas. No intentes activamente huir de él. Sin embargo, trata de mantener una atención activa, como haces cuando prestas atención a la buena música. Cuando haces esto, tu cerebro interpretará el tinnitus como si no fuera una amenaza y lo pondrá en un segundo plano.

16. Cuando empieces a prestar atención al ruido, descubrirás que tu cerebro no podrá mantener su atención activa en él por mucho tiempo y lo pondrá en un segundo plano.

17. Cuanto más intentas escapar de él (usando ruido blanco, etc.), más te indicará tu cerebro que es una amenaza para tí. De esta forma, tu cerebro te mantendrá atento a él para intentar avisarte de la amenaza.

18. Tendrás que convertir tu tinnitus en un compañero de viaje, en una no amenaza, al menos en pensamiento. Créeme, tu cerebro no sabrá que le estás mintiendo. Con el tiempo creerá que el tinnitus no es una amenaza. El tinnitus se interpretará como cualquier otro ruido no amenazante en tu entorno.

19. Debes saber que si necesitas enmascarar su tinnitus con otros ruidos (blanco, rosa, ventilador, etc.), tu cerebro no se insensibilizará ni

se acostumbrará al tinnitus. Si necesitas enmascararlo, tu cerebro pensará que no es bueno para ti.

20. No importa si has tenido tinnitus durante 40 años o 3 años. Si todavía necesitas escuchar ruidos para disimularlo, o para dormir, es que todavía no te has acostumbrado.

21. No es un programa fácil de seguir, pero si lo haces y perseveras tendrás una vida mejor.

22. He vivido con tinnitus durante más de dieciséis años y conozco miles de historias de éxito además de la mía. Créeme, la tuya puede ser la siguiente.

23. Nuestro cerebro siempre elige el camino de menor resistencia para cada tarea que se nos presenta durante nuestra vida. Pero el camino de menor resistencia no siempre nos lleva a donde queremos ir, así que enfrentemos los desafíos de nuestras vidas agarrando el toro por los cuernos. No tomemos el camino de menor resistencia. ¡Afrontemos nuestras tareas de habituación como lo haría un guerrero valiente y disfrutemos triunfalmente de la victoria!

24. Todas nuestras experiencias de vida se basan en el aprendizaje. ¡Si podemos controlar el aprendizaje, tendremos un mejor control sobre nuestras vidas! Nuestro cerebro ha aprendido, erróneamente, que el tinnitus es

algo malo, por lo que lo rechaza. Debemos enseñar a nuestro cerebro que el tinnitus no es una amenaza.

Aprender la escala ABC

Ahora que conoces las herramientas para mejorar tu relación con tu tinnitus, aprende a **comunicar** tu situación, tu progreso, utilizando una forma especial: la escala ABC:

Leerás lo siguiente en las publicaciones del grupo: "¡Mi estado hoy es A9, B2, C 0(cero)!"

¡Aprendamos sobre esta forma de informar!

Una forma sencilla de dar un informe rápido de nuestro estado manteniendo la positividad es:

1. Mide el estado de tu respuesta al tinnitus usando una escala como la que se usa para medir el dolor en un hospital. Utiliza una escala de cero a diez (0-10), donde 0 (cero) representa que no hay tinnitus y 10 (diez) es el volumen de tinnitus percibido más alto que haya tenido. Puedes hacer lo mismo al medir el grado de impacto negativo en tu cognición (tu capacidad para mantener la atención y la memoria) y el impacto en las emociones (estrés, ansiedad, tristeza).

2. Nombra el **volumen** "A", la **cognición** "B" y la **emoción** "C", y da un informe rápido sobre tu condición, indicando primero "A" o el volumen percibido, "B": el impacto en la cognición (memoria, capacidad de concentración) y finalmente "C" - emoción. Por ejemplo, mi informe

en este mismo momento es simplemente un silbido: A9, B2, C0 (cero).

Esta es una forma importante de informar porque expresa cómo estás lidiando con el tinnitus.

El ejemplo anterior, A9, B2, C0 (cero), indica que la persona percibe su Tinnitus como fuerte, "A9", con poco efecto sobre la capacidad de concentración y memorización, "B2", y ningún efecto adverso sobre las emociones. , "C" cero. En este último caso, indica que la persona (C0) ya no es sensible al tinnitus, incluso si el tinnitus se percibe como fuerte, "A9".

Importante: cuando estés haciendo los ejercicios de concentración, trabajando para acostumbrarte a la reacción, concéntrate sólo en enfocarte. Seguramente puedes hablar con tu amigo del tinnitus, pero mientras lo haces también debes prestar atención a todas sus características, como volumen, variaciones de frecuencia, tono, etc. No necesitas encerrarte en un ambiente tranquilo para hacerlo. ; puedes hacerlo en cualquier lugar.

"Para tener más éxito con el Protocolo, nunca debes olvidar estos tres elementos importantes:

1- Confianza; 2- Autogestión; 3- Aprendizaje.

Debes crear la convicción de que puedes acostumbrarte, repitiéndote eso a ti mismo todo el tiempo. Debes organizar y gestionar automáticamente las diversas tareas que se establecen en el Protocolo para realizarlas diligentemente con la mayor frecuencia posible. Por último, deberías tomarte el tiempo para leer atentamente y aprender las enseñanzas del Protocolo".

Consideraciones relevantes

"Les estamos enseñando sobre el Programa Integral Mentalidad Positiva (CPM) porque se relaciona con los mecanismos del Protocolo que te llevarán y te mantendrán en un estado de desensibilización y habituación. Como sabes, se requiere positividad desde el primer segundo de lectura y aplicación del Protocolo. Está bien documentado. La positividad es una disciplina de la Psicología Clínica y ha sido bien estudiada y adoptada como una terapia que cambia la vida. Representa uno de los principales pilares de nuestro Protocolo. El propósito de mantener una Mentalidad Positiva Integral es hacer la vida más fácil a nuestros miembros, para quienes es más difícil ser selectivos o volverse positivos sólo con respecto al tinnitus. Tratando de ser, o siendo positivo, en **todos los aspectos de nuestras vidas**, es más fácil que tener que recordar ser positivo sólo con respecto al tinnitus.

Esto tiene beneficios colaterales para toda nuestra vida. Por lo tanto, ¡te insto a que adoptes CPM como herramienta para lograr tus objetivos! ¡Nosotros lo hemos adoptado!"

"Sé amable contigo mismo y con los demás. Asegúrate de que los acontecimientos de tu vida sean puramente consecuencia de tres factores básicos:

1- Qué haces.

2- Lo que hacen otras personas que puede afectar

tu vida.

3- Lo que te hace la naturaleza.

El más poderoso de los factores es el número 1, seguido de los números 2 y 3. Todos los factores pueden ser positivos o negativos en tu vida, por lo que depende de ti ejercer el mayor control posible sobre todos estos factores, especialmente porque todas las situaciones negativas creadas por ellos aumentarán inevitablemente tu percepción del tinnitus."

"¡Nuestras mentes son capaces de hacer cosas asombrosas! ¡Inténtalo!"

"Permítte experimentar numerosas transformaciones estructurales positivas."

"En un segundo puedes cambiar tu actitud, y en ese segundo puedes cambiar tu minuto, tu hora, tu día, tu semana, tu mes, tu año e inevitablemente ¡tu vida entera! Cambia todo para mejor."

"A menudo las personas no se dan cuenta de la importancia y el poder de las palabras que usan en sus diálogos y pensamientos, o el poder que esas palabras ejercen sobre otras personas y, más importante aún, ¡sobre sí mismas! Es a través de las palabras que creamos nuestras interpretaciones de las experiencias y las convertimos en recuerdos que darán lugar a acciones, sentimientos y emociones!

¡Adoptemos palabras positivas de manera integral en nuestras vidas y veamos los sorprendentes cambios que esta actitud traerá!

"Sé amable contigo mismo y con los demás".

"Como ya se dijo anteriormente, Martin Luther King Junior dijo una vez: 'la oscuridad no puede expulsar a la oscuridad; sólo la luz puede hacerlo. El odio no puede expulsar al odio; sólo el amor puede hacerlo'. Así que sólo la positividad puede curar la negatividad, y sólo curando la negatividad podemos lograr la paz con nuestro tinnitus".

"No seas positivo sólo al leer el Protocolo, sé positivo en cada momento de tu vida y presta atención a cómo cambiará tu existencia para siempre".

"La desensibilización es una técnica que tiene como objetivo disminuir la sensibilidad de un individuo al tinnitus mediante la exposición a "dosis" graduales de nuestro ejercicio de concentración. Practicamos esto mínimamente al principio (las primeras dos semanas) y aumentamos progresivamente.

Esta técnica cambiará nuestra reacción emocional al tinnitus, disminuyendo la ansiedad".

"Aprende a ver múltiples colores donde solo el negro y el el blanco existe."

"Mira más allá del gris y el blanco, adopta una actitud positiva en general, adopta tantas misiones de vida como puedas cumplir, agradece a ti mismo y a los demás por todas las cosas positivas que tienes, sé optimista pase lo que pase, mira quién eres, y mejórate a ti mismo; no importa lo bueno que ya seas, toma decisiones basadas en la realidad y no en fantasías para que puedas obtener resultados reales. Ayuda a otra persona a hacer todo lo anterior.

"En un viaje con muchos propósitos, un paso bien dado es de suma importancia."

"Otras personas pueden dudar de lo que dices, pero creerán lo que haces. ¡Vive con el ejemplo! Las acciones hablan más que las palabras".

"¡El humor es una poderosa herramienta para desensibilizar y acostumbrarse porque hace que tu cuerpo libere todas las hormonas que te hacen sentir positivo y feliz! Encuentra la manera de incorporarlo a tus estrategias".

"Las malas relaciones con otras personas se consideran una de las principales fuentes de ansiedad para las personas. La ansiedad aumenta el tinnitus. Es importante saber cómo se estructuran las relaciones para poder tener un mejor control sobre ellas.

Usando una analogía con la ingeniería, una relación es como un edificio: está construido sobre fuertes pilares de soporte y cada uno de estos pilares tiene un nombre específico:

1. Respeto humano.
2. Actitud moral.
3. Respeto a la individualidad.
4. Búsqueda del equilibrio emocional.
5. Consideración.

6. Dedicación el uno al otro.
7. Honestidad.
8. Transparencia en intenciones, acciones, actitudes y comportamientos.
9. Lealtad de pensamiento.
10. Lealtad en el sentimiento.
11. Complicidad
12. Empatía.
13. Búsqueda de salud mental.
14. Salud emocional.
15. Amistad genuina.
16. Compatibilidad de objetivos de vida.
17. Confianza mutua.
18. Paciencia.
19. Afinidad.
20. Respeto a la privacidad.
21. Respeto a la dignidad humana.
22. Respeto a los derechos humanos.
23. Respeto por las ambiciones de los demás.
24. Respeto por los sueños de vida del otro.
25. Respeto a la religiosidad y/o falta de ella.
26. Deseo real de promover la felicidad de los demás.

27. Lenguaje de amor compatible, o capacidad de aprender a comunicarse en varios idiomas.
28. Capacidad de sorprender gratamente, sin cesar.
29. Tolerancia.
30. Altruismo.
31. Otros.

Cuando ofreces todos estos pilares a alguien, incondicionalmente, y recibes los mismos pilares a cambio, ambas personas construyen una relación sólida y duradera".

"Permítete fallar, pero nunca dejes de intentarlo de nuevo, un número infinito de veces."

"Tendrás que entender que hay una diferencia entre pensar que el tinnitus es un fenómeno positivo y tener la sensación de que así es. Este Protocolo requiere que simplemente pienses y hables positivamente al respecto porque sabemos que sentirte positivo será una consecuencia de este trabajo".

"Para que el Protocolo funcione, necesitarás leerlo con frecuencia, hacer preguntas, responder cuando te pregunten cuáles son tus niveles ABC. Parece una herramienta sencilla, pero ya ha cambiado la vida de miles de personas, ¡y cambiará la tuya también! ¡Sumérgete en cuerpo y alma y aplica las enseñanzas a tu vida de manera integral!"

Ahora que has llegado al final del Protocolo,

debes haber aprendido un poco sobre la ciencia del tinnitus, que el tinnitus no es una amenaza para ti, que el tinnitus no es un signo de algo grave, que el tinnitus no es una enfermedad; también has aprendido a realizar los ejercicios que te llevarán a volverte inmune a la presencia de tinnitus, has aprendido a alcanzar la habituación de percepción con la que tendrás la experiencia de dejar el tinnitus en un segundo plano de tu atención (como el ruido del frigorífico de tu casa). Has aprendido que miles de personas en todo el mundo han podido habituarse al tinnitus y vivir vidas maravillosas, como pudiste leer en los testimonios de éxito reales de los miembros del Habituation Group. Con todos estos nuevos conocimientos, nada ni nadie te impedirá intentar tener un gran éxito y cambiar tu vida para mejor.

Te deseamos todo el éxito del mundo, no sólo en esta misión de habituación sino en cada misión que emprendas. Nosotros siempre estaremos dispuestos a intercambiar ideas contigo para ayudarte a alcanzar el éxito. ¡Empecemos!

Ed Leme

www.ingramcontent.com/pod-product-compliance
Lightning Source LLC
LaVergne TN
LVHW012118170826
845678LV00014BA/3004

* 9 7 8 6 5 8 9 9 7 2 7 7 8 *